〈眠り〉をめぐるミステリー

睡眠の不思議から脳を読み解く

櫻井 武 Sakurai Takeshi

NHK出版新書
372

はじめに

私たちが毎日繰り返す、覚醒と睡眠。睡眠は私たちにとってあまりにも身近な現象であるため、逆に睡眠について深く考える機会は少ないかもしれない。睡眠はいやしの時間であるとともに神秘を感じさせるときでもある。睡眠中、私たちの脳や身体はどうなっているのだろうか？　私たちの心や精神はどこに行くのだろうか？　そもそも人はなぜ眠るのだろうか？　こうした疑問は、長年謎であったが、近年少しずつ明らかにされつつある。

私たちは寝ぼけたり、寝言を言ったりすることをときどき経験する。時には夢遊病（夢《む》中遊行《ちゅうゆうこう》）のように寝ながらにして行動してしまうことさえある。あるいは、金縛りを体験することもある。夢や金縛りは霊的な現象だといわれることもある。また、夢は未来の予見だと言う人もいる。

しかし、こうした不思議な体験は、実は、睡眠という生理現象に関連した脳の機能に基づくものであり、睡眠を理解するためだけではなく、脳の機能を理解するためにも役に立つ。睡眠中、脳のさまざまな機能がさまざまなパターンで低下しているので、その部分の機能を理解することが可能になるからだ。

たとえば睡眠と覚醒を大きく区別するファクターに「意識の有無」がある。このことから、眠りにまつわる現象を分析することによって、「脳」や「意識」の機能を知ることができる。私たちは自分の行動をすべてコントロールしているような錯覚の中で生きているが、実際には「無意識」が私たちの行動を強く支配しているのである。こうした「無意識」に支配された行動の世界は、眠りの中であらわになることがある。場合によっては、眠ったまま歩き回ったり、食事をしたり、あるいはクルマの運転をしたりすることすらある。こうした状態から人の「行動」というものの本質が明らかになる。

このように、眠りの中であらわになる脳機能は少なくない。たとえば、脳全体の機能を統括していると考えられている前頭前野という部分がある。この部分は前述の「意識」とも関連が深い。そして睡眠中は前頭前野の機能が大きく低下している。前頭前野の機能が低下している状態で、他の脳機能だけが活動したらどうなるだろうか？

こうした現象を読み解くことによって、逆に前頭前野の機能をつかむことができる。特定のシステムの機能がないとどうなるのか、ということを観察することは、そのシステムの機能を知るために非常に大きなヒントを与えてくれるからである。

本書では、睡眠に伴う不思議な生理現象や、興味深い睡眠障害を取り上げ、眠りの機能をはじめとして、さまざまな脳の機能を理解することを試みた。また、睡眠には「ノンレム睡眠」と「レム睡眠」という全く異なる2つの状態がある（第1章末のコラム①参照）。この2つの状態を明確に分けてそれぞれの機能の考察を試みた。

第1章では、脳の障害により、眠ることのできない症例から、眠りがどんな役割を持っているかを明らかにする。第2章では睡眠中にさまざまな行動をしてしまう睡眠時随伴症（ノンレムパラソムニア）を取り上げ、ノンレム睡眠とは何か、意識とは何か、行動とは何か、ということを解説する。第3章では私たちが見る「夢」という体験を通して、レム睡眠の機能や夢の意味について考えてみたい。第4章では、不思議な症状を呈する睡眠障害、ナルコレプシーを通して、近年明らかになってきた覚醒を支える脳内物質とそのメカニズムについて解説する。第5章では、レム睡眠中に身体が動いてしまう、レム睡眠行動障害という疾患を通して、第3章に続いてレム睡眠のときの全身の状態について解説する。最後の第6章では、小説や映画など、創作に見られる睡眠や睡眠の異常を解説しながら、全体のまとめとしたい。

本書は症例や事例を取り上げて眠りを解説するものであるが、「睡眠障害」そのものを扱うものではない。睡眠障害について知りたい方には別の書物をおすすめする。また、理解を深めるためのやや専門的な内容に関しては、各章末のコラムで解説してある。科学的な説明が必要な方にはぜひコラムを読んでいただきたいが、難しい話はどうも……という方は読み飛ばしていただいてもかまわない。また、睡眠の生理学を理解してから本論に入りたい方は、コラムだけはじめに目を通してもよいと思う。使い方は自由である。

本書を通して、眠りという不思議な世界を垣間見ることにより、私たちが毎日営む「眠り」という時間に関して理解を深めていただければ幸いである。

なお、本書の執筆にあたりお世話をいただいたＮＨＫ出版学芸図書編集部の高井健太郎氏に深く感謝の意を表する。

〈眠り〉をめぐるミステリー〜睡眠の不思議から脳を読み解く　目次

はじめに……3

第1章　眠れない恐怖——致死性家族性不眠症（ＦＦＩ）……13
睡眠は進化が犯した最大のミス!?
眠らないとどうなる?
眠れない恐怖
眠いのに、深い睡眠に入れない
ノンレム睡眠によって強化される記憶
脳を休めつつ、シナプスの最適化を行う
強化される「宣言的記憶」と「手続き記憶」

記憶にタグをつけ、ノイズ(=夢)を発するレム睡眠
脳だけでなく、身体全体の機能に関わる
眠りを忘れた現代人
コラム①――睡眠・覚醒のステージとは?

第2章 睡眠中に〝活動〟する人々――ノンレムパラソムニア……53

「夢遊病」
眠りながら食事をとる人
眠りの中で〝無意識に〟犯した殺人
「無意識」が支配する行動
ローカルスリープ――〝局所的な〟睡眠
睡眠と覚醒の境界線?
眠りの世界の芸術家
「自由意志」という幻想
コラム②――睡眠負債(睡眠圧)とツー・プロセスモデル

第3章　夢と狂気……83
夢は未来の予測図？
夢に魅せられた芸術
フロイトの「夢判断」
平板な夢、複雑な夢
夢を創る脳のメカニズム
記憶の断片からイメージを創る
夢のストーリーが奇妙なのはなぜ？
夢は幻覚であり、ある種の狂気である
夢は「情報漏れ」
夢の副産物――自由な発想
コラム③――脳幹による睡眠・覚醒の切り替え機構

第4章　謎の睡眠病――ナルコレプシー……117
「いねむり先生」
まれではない病

感情が高ぶっていても眠くなる
感情が高ぶると力が抜ける
寝入りばなに見る鮮明な夢
ナルコレプシーは睡眠・覚醒パターンの異常
ある脳内物質の欠乏が原因だった
オレキシンによる睡眠・覚醒の安定化
覚醒が必要とされる場面——情動、空腹、体内時計
なぜオレキシンが欠乏するのか
コラム④——視床下部による睡眠・覚醒制御

第5章 夢か現実か⁉——レム睡眠行動障害……153
夢が現実になってしまう⁉
夢と現実の両方で大暴れ
ノンレムパラソムニアとの違い
レム睡眠時の筋弛緩メカニズムと「金縛り」
筋弛緩メカニズムの破壊——「夢の中」で獲物を襲うネコ
なぜ中高年に多いのか

レム睡眠の作動メカニズム
記憶に重みづけをするレム睡眠？
「意識」と「身体」の切り離し
コラム⑤——睡眠・覚醒をコントロールする脳内物質

第6章　創作に見る〈眠り〉の謎……183
『ベガーズ・イン・スペイン』(SF小説)——〝無眠人〟たちの運命
【解説：なぜ人(動物)は眠るのか？】
『マシニスト』(映画)——不眠症の男の悲劇
【解説：人は寝ないとどうなる？】
『インセプション』(映画)——夢の中での大冒険
【解説：夢の役割とは？】
『幻想交響曲(Symphonie Fantastique)作品14』(音楽)——恋にうなされる音楽家の夢
【解説：グロテスクな夢】
『夢十夜』(小説)——幻想的な夢の物語
【解説：夢とはいったい何？】

『ガラスの脳』（漫画）――眠り続ける少女の物語
【解説：眠り続けることは可能か？】
おわりに……218
索引……222

第1章 眠れない恐怖

——致死性家族性不眠症（ＦＦＩ）

「人はなぜ眠らなければならないの?」と聞かれたら、みなさんは何と答えるだろうか。いろいろな答えが考えられるが、多くの人は「休むため」と答えるかもしれない。しかし、もし休むためだけに眠るのだったら、安静にして横になっているだけでも同じではないだろうか。なぜ「眠る」ということが必要なのだろうか? 眠りは脳という情報処理機関をメンテナンスするために必須の生理学的過程であることが明らかになってきている。この章では、「眠らないとどうなるのか?」ということから眠りの機能を探っていこう。

睡眠は進化が犯した最大のミス!?

ナンシー・クレスのSF小説『ベガーズ・イン・スペイン』(1993年)には、遺伝子操作で生まれた「無眠人」たちが登場する(作品の詳細は第6章参照)。「無眠人」たちは眠らずにすむという絶大なるアドバンテージを持っているために、時間を有効に使うことができる。そして、このために通常の「有眠人」よりもあらゆる面ではるかに優れているということになっている。

もちろん、これは小説の中での話にすぎない。しかし、考えてみれば眠らないですんだら有利なことは確かに多い。睡眠中は活動ができず、外敵による攻撃などを含むさまざまな危険にもさらされることになるから、ダーウィンの自然選択説を持ち出すまでもなく、睡眠をとる必要のない動物が進化の過程で生まれていたら、そういった危険にさらされることがなくなり、生存競争で勝ち抜く上で圧倒的に有利であったはずだ。

つまり、睡眠を必要としない生物が進化の過程で出現していたら、この世界を支配していてもおかしくはなかった。しかし、実際はそうならなかった。つまり、眠りは生物の長い進化の歴史でもなくなることのなかったきわめて重要な生理機能であることが明らかである。

特殊な環境で暮らすイルカのような動物や、渡り鳥でさえも、睡眠の呪縛から逃れることはできない。水中で泳ぎながら、あるいは飛行中に睡眠することは命に関わる。だから、これらの動物は、特殊な環境で眠るために睡眠を進化させる必要があった（このことは第6章でまたふれる）。しかし、睡眠をやめることは決してできなかったのだ。キリンのように非常に睡眠時間が短い動物もいるが、それでも睡眠をとらないわけにはいかない。睡眠は、進化の過程でもどうしても省くことのできなかった非常に重要な機能なのである。シカゴ大学の著名な睡眠研究者、アラン・レヒトシャッヘンは、逆説的にこう言っている。

「もし睡眠が重要な役割をしていないというのならば、睡眠を残したことは進化が犯した最大のミスということになるだろう」

眠らないとどうなる？

それでは、本当に眠らなかったらどうなるのだろう？　動物実験の結果ならたくさんある。かつて、睡眠の研究者たちはラットなどの動物を眠らないようにする「断眠実験」を多数行った。動物を断眠させると、体重の低下、体温の低下、皮膚の潰瘍形成、運動性の低下などが見られ、やがて免疫不全のために、細菌感染症を引き起こし死に至ることが示されているのだ。[*1]

つまり睡眠をとることは、生命を維持するために必須のことなのである。実験で人を断眠させることは、できない。どんなに頑張っても人は重大な障害が起こる前に眠ってしまうし、強制的に寝かさない、などという非人道的な実験はできない。だが、強制的な取り調べや昔の宗教的な儀式で眠りを奪うことによって、自白を迫ることがある。人は眠りを得るためにはどんな代償でも払うのだ。

人が眠らなかった記録はどのくらいだろう？　11日間眠らなかった記録がある。この場合、一過性の精神の異常を来しながらも再び眠ることによって完全に回復した。

もっと長く眠らなかったらどうなるのだろう？　人を強制的に断眠させたら、やがて動物の場合と同じように死に至るのだろうか？

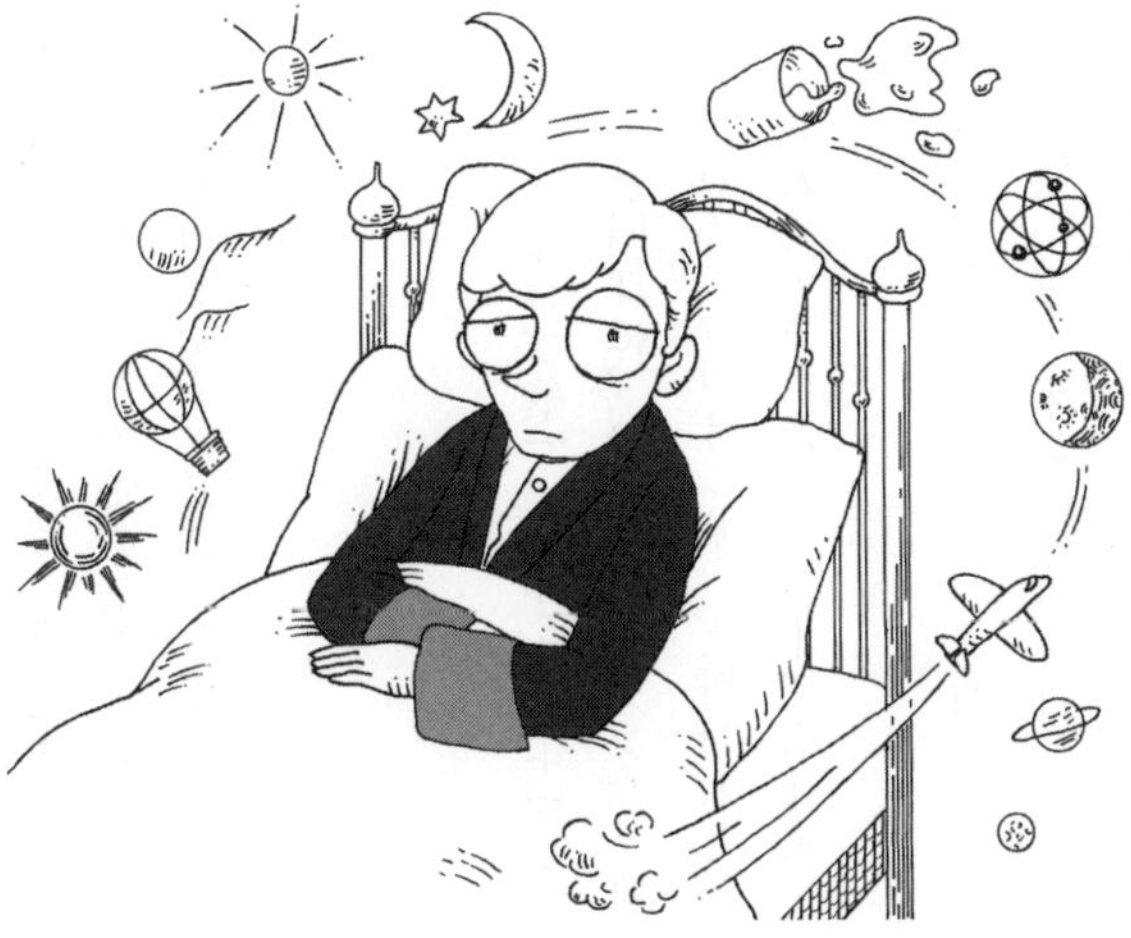

これは禁断の実験である。しかし、「致死性家族性不眠症（Fatal Familial Insomnia; FFI）」と呼ばれるまれな遺伝性のプリオン病は、これに近いことが起こる恐怖の病だ。患者は眠ることも、起きていることもできず、想像を絶する苦しみの中で確実に訪れる死を待つのである。

眠れない恐怖

致死性家族性不眠症（FFI）は、「クロイツフェルト・ヤコブ病」や「ゲルストマン・ストロイスラー・シャインカー症候群」と呼ばれる病気と同様に、脳に異常なタンパク質（プリオンタンパク質）が蓄積し神経細胞の機能が障害される〝プリオン病〟と呼ばれる疾患の一種だ。この病気は遺伝性の疾患であり、また、きわめてまれだが、日本でも4家系が報告されている。

プリオンは、生物学上の常識「セントラルドグマ」を覆した驚異のタンパク質だ。情報を保存して複製できるのはDNAだけだと考えられてきたが、プリオンは核酸を持たないタンパク質なのに感染する力があり、情報を伝えることが知られている。すべてのタンパク質

図1-1　プリオン病の発症メカニズム

異常プリオンタンパク質が正常なプリオンタンパク質の構造に影響を与え、異常な折りたたまれ方を引き起こし、プリオン病を惹起する。

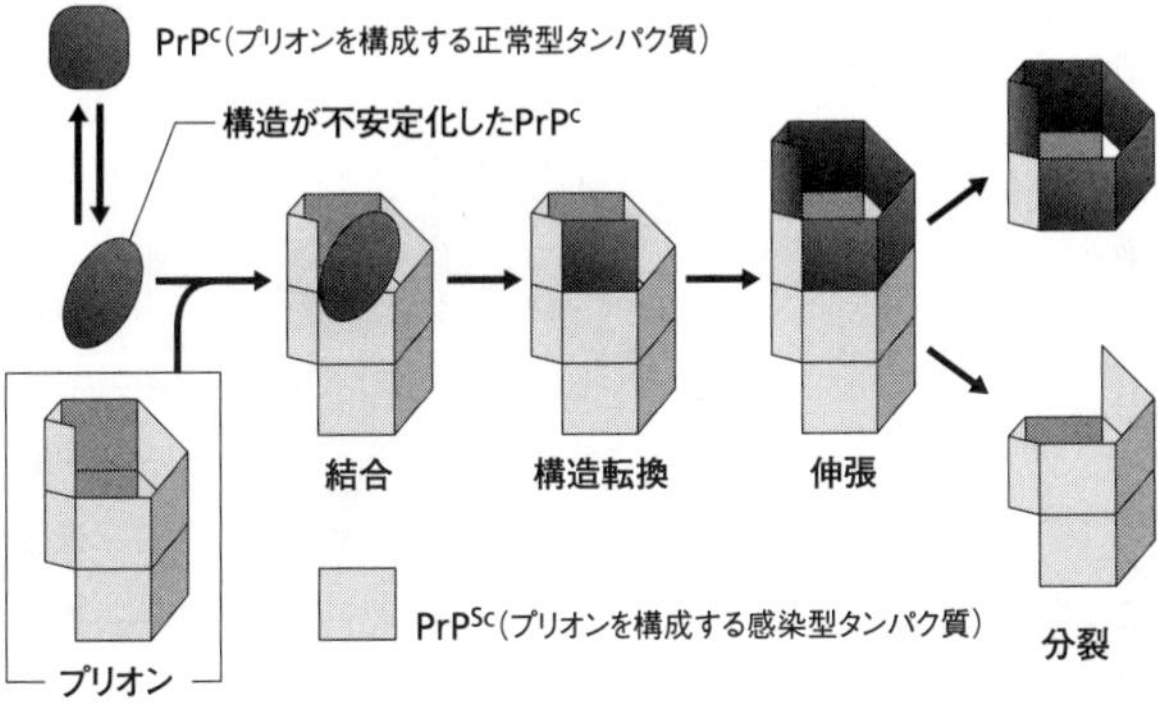

は線維状の形で合成されるが、最適な形に折りたたまれて初めて機能する。異常プリオンはタンパク質としての折りたたまれ方が異常なのだが、その異常な折りたたまれ方が正常のプリオンタンパク質にも影響を与え、異常プリオンは凝集し細胞を障害する（図1-1）。

プリオンの研究によって、カリフォルニア大学サンフランシスコ校のスタンリー・プルシナー教授は1997年のノーベル生理学・医学賞が授与された。

異常なプリオンは遺伝子に異常があるが、正常な遺伝子を持った人にも〝感染〟しうるという恐るべき性質を持つ。しかし、それは、脳などプリオンを含むものを経口摂取な

図1-2　視床の位置

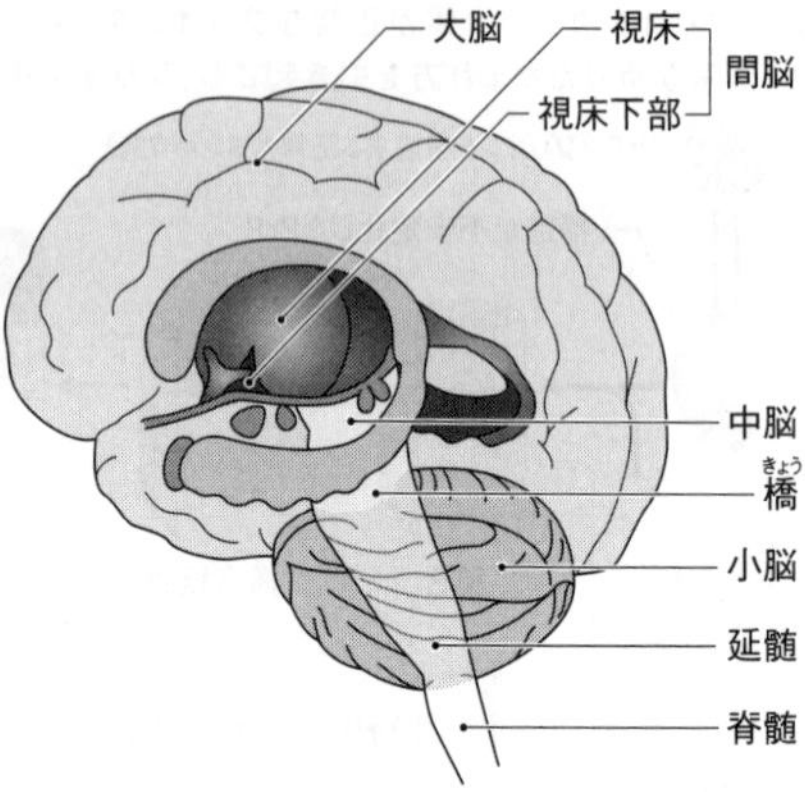

どで体内に取り込んだときのみだ。

ＦＦＩは、40～50代で発症する。異常なプリオンの遺伝子を持っていても、発症するまではきわめて健康である。この病気は、脳の深部にある「視床」が主に侵される（図1－2）。発症後、病気が進行すると、どんなに眠りたくても眠れない〝究極の不眠症〟に陥り、想像を絶する苦しみの中で死亡する。[*2-3]

この病気では、プリオンの遺伝子の中で、178番目のアスパラギン酸というアミノ酸がアスパラギンに変異している。実はプリオンにはもともと、個人によって少しだけ配列の異なるタイプの遺伝子がある。129番目のアミノ酸がメチオニンというアミノ酸である人とバリンというアミノ酸である人がいる（注：人によって遺伝子の構造が若干異なることを多型という。たとえば血液型などである。多型の組み合わせにより、個人間の個性が生まれると考えられている。プリオンの１２９番目の個人による違いも多型であり、通常では病気には関与しない）。

誰でも、父親と母親から引き継いだ２つの遺伝子を持っているが、プリオンのどちらかの遺伝子の１２９番目のコドン（アミノ酸をコードする３つの塩基の組み合わせ）がメチオニンをコードしている場合にのみコドン１７８番目にあたるアスパラギン酸がアスパラギンに変異しているとＦＦＩが発症する（ちなみに１２９番目がバリンである場合にコドン１７８番がアスパラギンに変異すると、クロイツフェルト・ヤコブ病（Creutzfeldt-Jakob Disease：CJD）という別のプリオン病が発症する）（**図１－**

図1-3　FFIとCJDにおける遺伝子変更

プリオン遺伝子のコドン129には、メチオニンまたはバリンという多型がある。178番目のアミノ酸が遺伝子変異によりアスパラギン酸からアスパラギンに変異した場合、プリオン病が発症するが、コドン129が、メチオニンかバリンかによって、FFIまたはクロイツフェルト・ヤコブ病（CJD）が発症する。

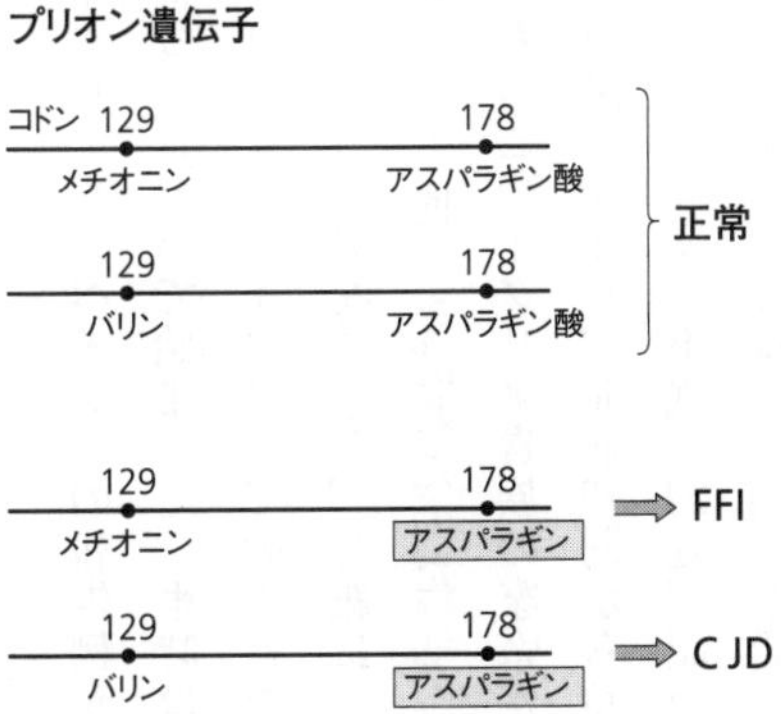

3)。

この疾患は、イタリアやスペインでの報告例が多く、日本ではきわめてまれだ。この病気はおそらく中世ヨーロッパで始まった。当時は呪いと恐れられていたという。最初に記載されたのは、1984年のイタリアでのことだ。ボローニャ大学のエリオ・ルガレシ博士がシルヴァーノという患者を診察し、詳細に記載している。極度の不眠症を訴え、睡眠の専門家であるルガレシ博士を訪れたのだ。ダニエル・マックス著『眠れない一族』*4には、FFIにまつわるこのイタリア貴族の家系が紹介されている。

この疾患は中年以降に発症し、発病初期から頑固な不眠と精神的な興奮が持続する。この病気の特徴は進行性の高度な不眠、幻覚、記憶力低下などで、高体温、発汗、頻脈が現れる（交感神経の過度の活動による）。やがて短期記憶障害、失見当識《しつけんとうしき》、せん妄状態、構音障害、運動失調、けいれんを呈し、1年以内に高度の意識障害に陥り、呼吸不全を伴う。発症後、平均して1年半ほどで死亡する。末期には、全く「眠る」ということができなくなる。

正確には、全く眠れないわけではない。患者の睡眠状態を調べてみると、浅い「第1段階」のノンレム睡眠と覚醒を頻繁に繰り返していることが明らかになった。つまり完全に眠れないのではなく、第2段階以上の深い眠り、特に徐波睡眠が全くなくなっているのだ（睡眠段階に関しては本章末のコラム①参照）。彼は起きていることも、そして眠ることもできず、きわめて浅い眠りと覚醒を常に繰り返していたのである。

ＦＦＩはきわめてまれな病気で、この遺伝子を受け継ぐ家系は世界中で40家族しか知られていない。

眠いのに、深い睡眠に入れない

それでは、この病気からわかることについて、考えてみよう。

まず、「睡眠」とはいったい何なのだろうか？

客観的に睡眠を調べるためには、さまざまな生理学的な情報が使われる。睡眠を客観的に観察するには「ポリソムノグラム」（図1―4）と呼ばれる装置が使われる。これは脳波、筋電図、眼球電図、心電図などの生理学的な指標を同時に記録して、睡眠状態を判定するものだ。

図1-4　ポリソムノグラム検査

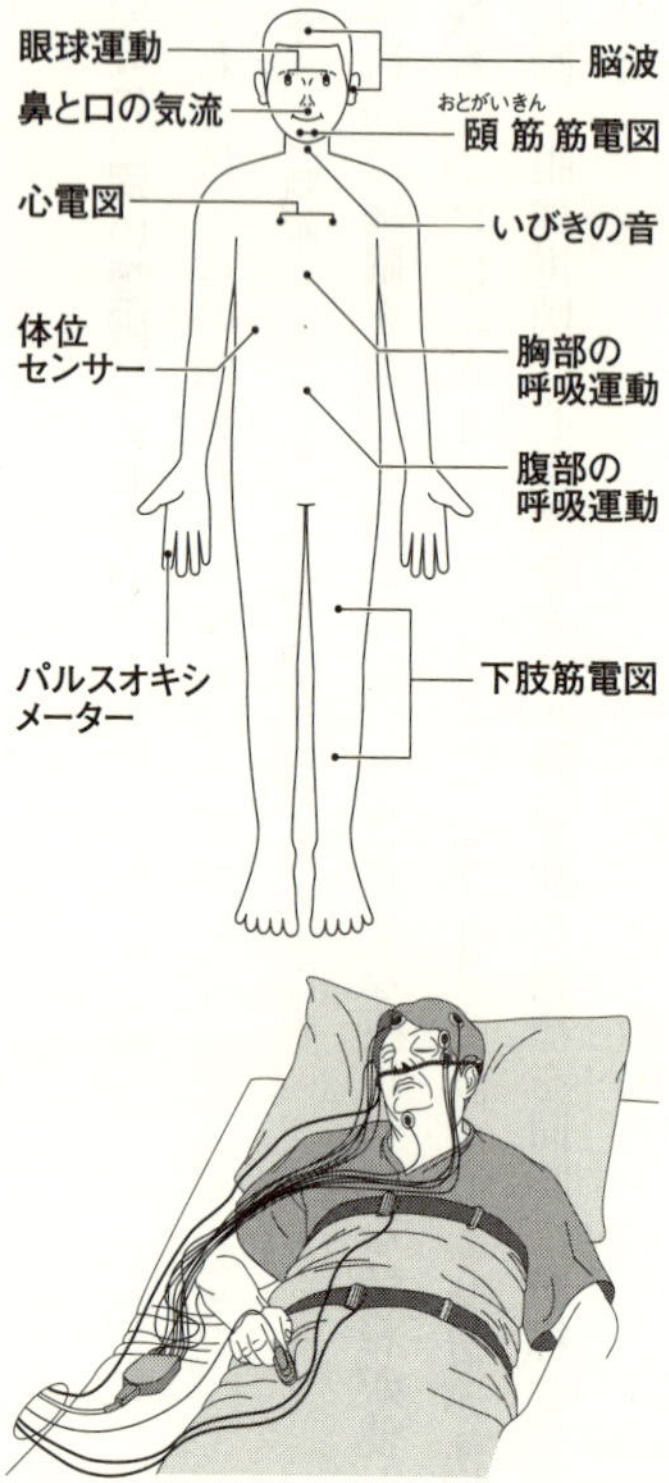

これらの指標の中でも脳波がもっとも重要だ。脳波は、頭皮に多数の電極を設置して記録されるもので、脳の活動に伴って変動する電場をとらえたもの。ハンス・ベルガーというドイツ人の生理学者が1929年に見つけた現象だ。脳の神経細胞（ニューロン）は情報の処理に電気的な活動を使っている。その電気活動がつくる電場が、頭皮の表面に設置した電極によりとらえられるのである。

図1-5　脳波の発生機構

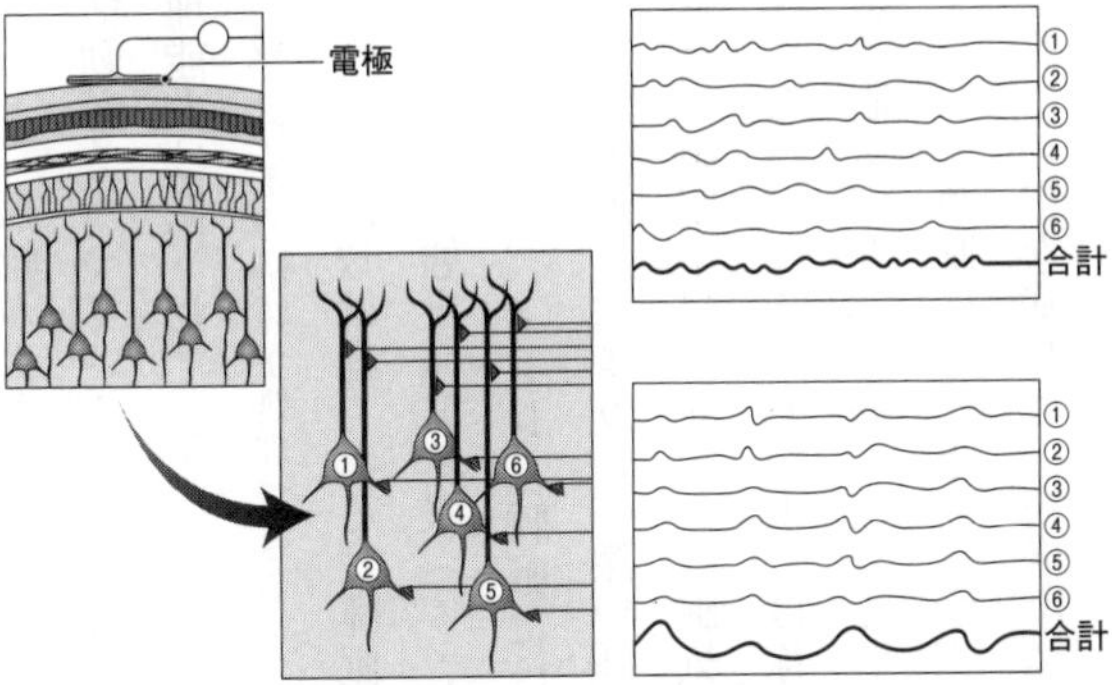

大脳皮質の神経細胞（錐体細胞）の活動が同期するほど波の振幅は高く、周波数は遅くなる。

大脳の最表面にあるもっとも高度に進化した構造を「大脳皮質」という。大脳皮質は厚さ1.5～4.5㎜ほど、面積にして約1.6～2.0㎡ほどの6層構造を持った面状の組織で、大きな面積を小さくするため表面には脳溝《のうこう》と呼ばれる〝しわ〟を持つ。

脳が覚醒から眠りに入ったとき、まずは「ノンレム睡眠」と呼ばれる状態に入る。大脳皮質にある錐体細胞という神経細胞（ニューロン）の活動がだんだんと「同期」して起こるようになる。つまり活動がそろってくるのだ。

脳波には、多くの細胞が引き起こす電気活動が足し算で現れるため、ノンレム睡眠に入ると、振幅が大きく見えるようになる（図1―5）。

活動がそろっているということは、どの細胞も同じように活動しているので、脳の情報処理能力は低下している（逆に覚醒時には、脳のさまざまな領域がそれぞれの働きをしているので、膨大な量の情報が処理できる）。そして、ノンレム睡眠が深くなるほど脳波の振幅は大きくなり、周波数は遅くなる。睡眠が深くなり、デルタ（δ）波と呼ばれる4Hz以下の波が現れている状態を徐波睡眠（ノンレム睡眠のステージ3～4）と呼ぶ（本章末のコラム①参照）。

このように、ノンレム睡眠には連続した段階（深さ、ステージ）が存在する。FFIの特徴は、前述したように、深い睡眠（徐波睡眠）がとれなくなることである。

通常、睡眠不足が続くと、眠気は次第に大きくなり、その状態で眠れば睡眠は長く、かつ深くなる。つまり脳波上では徐波の成分は多くなる。しかし、FFIの患者では、不眠が続き眠気が非常に高くなっているにもかかわらず、深く眠れない。どんなに眠くても浅いノンレム睡眠にとどまり、すぐに覚醒状態に戻ってしまうのである。

FFIの主な病巣は「視床」にある。この症状と脳の病変からわかることは何だろう？繰り返すが、ノンレム睡眠中、大脳皮質のニューロンは眠りが深くなるほど同期して活動するようになる。これが徐波睡眠である。そして、睡眠中に同期して活動するために、視床が必要なのだ。

視床は大脳皮質のニューロンと情報をやりとりしている。大脳皮質の各部位と相互に連絡をとりあっている、いわば中央駅のような部分である。この視床と大脳皮質の間のループを信号が行ったり来たりすることが、ノンレム睡眠における錐体細胞の同期した活動に重要な役割をしているのだと考えられる（図1―6）。

図1-6　視床と大脳皮質の間の情報のやりとり

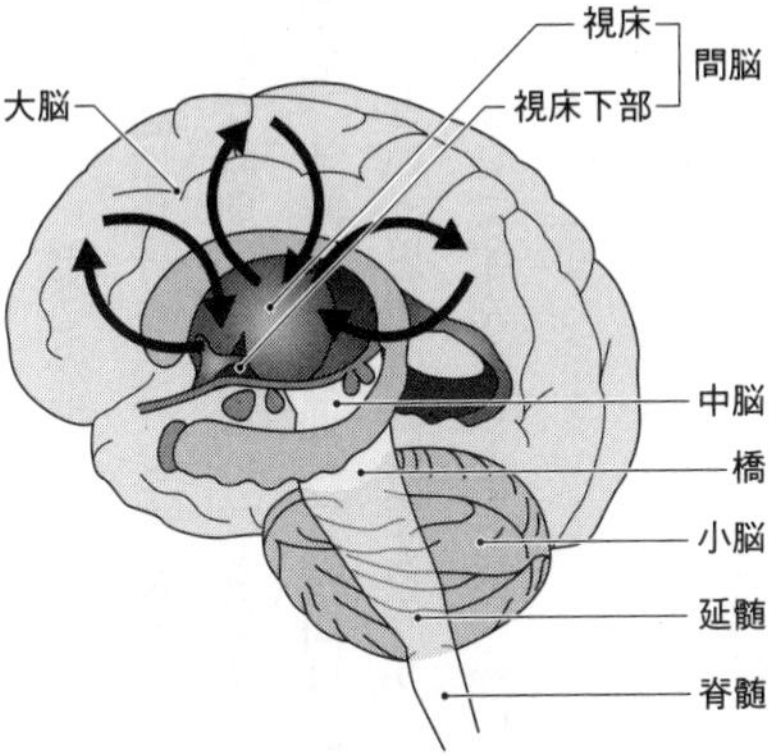

それでは、この徐波睡眠時に見られる錐体細胞の同期的活動にはどのような生理的意義があるだろうか？　徐波睡眠との関連が特に注目されているのは「記憶」である。

ノンレム睡眠によって強化される記憶

眠りには、どこか消極的で受け身な印象がつきまとう。精神的に自分を律していれば眠りの誘惑に負けない、と考える人もいるだろう。発明王と呼ばれたエジソンは、「睡眠とは無駄な時間にすぎない」とさえ言っていた。ナポレオンは、睡眠時間について「3時間は勤勉、4時間は普通、5時間は怠惰」と語ったという。これも明らかに睡眠が「無駄」であるという思想の表れであろう。

「眠らないですんだらどんなにいいだろう。1日7時間以上も多く時間を自由に使えるようになるのだから……」

試験前の切羽詰まったときなど、こんなことを考えたことのある人も多いはずだ。

しかし、偉人の中にも長時間睡眠者は多い。たとえば、アインシュタインは1日10時間以上眠っていたという。シェークスピアやプルーストも睡眠を大切に考えていたようだ。実際、人生を有効に使うには実は睡眠が不可欠だ。

睡眠によって得られる効果は何か？　特に注目されているのは睡眠と記憶の関係である。睡眠中には記憶が保持されるだけでなく、記憶が「強化される」ことが示されている。

1924年に心理学者のジェンキンスとダレンバックによって報告された研究は、記憶と睡眠の関係をとらえたものだ。彼らは健康な人を対象に、午前10時にアルファベットを組み合わせてつくった10の無意味な単語（造語）を記憶させたあと、1〜8時間後に再テストをした。この保持期間において、覚醒している群と、就寝させた群をつくり、覚えた造語を想起させるというテストを行った。

その結果、眠っていた群のほうが忘却がはるかに少なかったのである。[*5] 彼らは睡眠中には覚醒時と比べて外部からの刺激が少ないので、記憶に干渉が起こらないため、忘れにくい、と考察した。この説は「干渉説」と呼ばれている。

しかし、その後の研究では、睡眠中には記憶がよりよく保持されるだけでなく、「強化される」ことが繰り返し示されている。睡眠前の水準よりも、睡眠後のほうが成績がよくなるのである（図1−7）。つまり、睡眠中、学習は行っていないにもかかわらず記憶が強化されるのである。これは干渉説では説明ができない。睡眠は記憶の強化・固定、さらには、より使いやすい形に整えることにも関わっているのだ。このことはさまざまな種類の

図1-7　睡眠による手続き記憶の強化

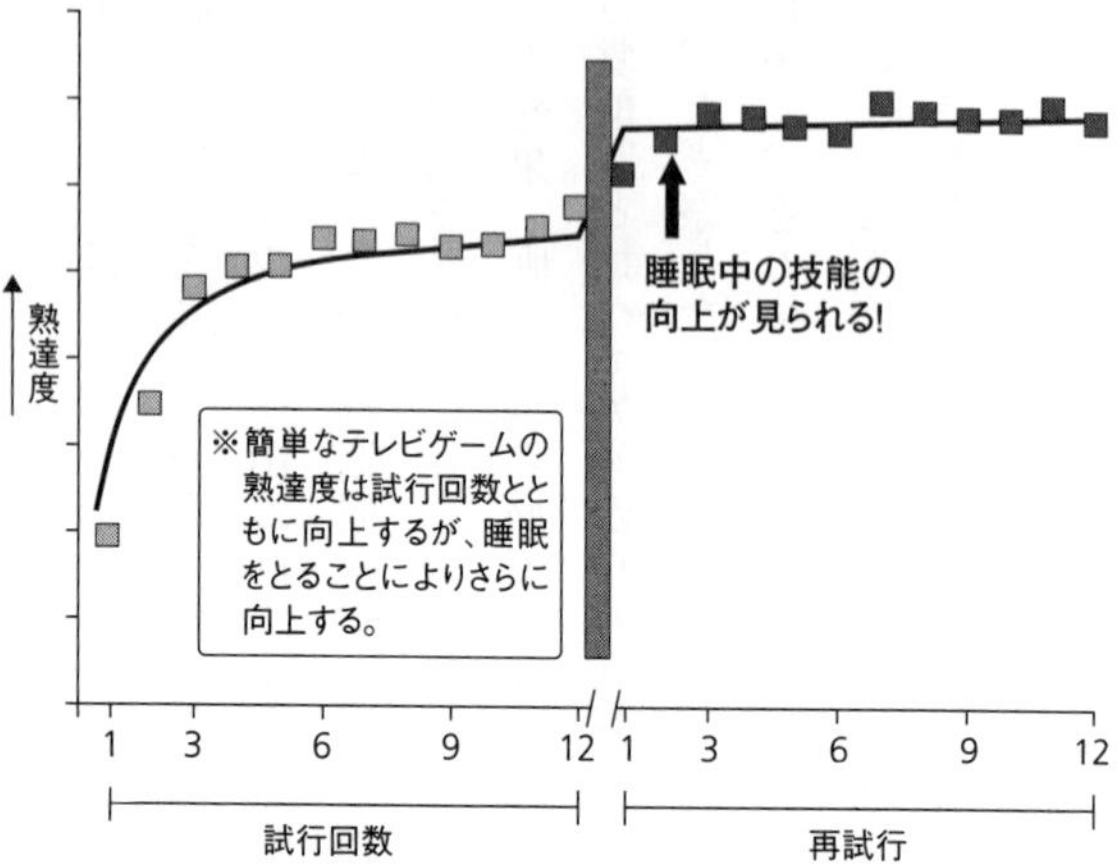

記憶において認められている。[*6-8]

睡眠にはレム睡眠とノンレム睡眠がある（本章末のコラム①参照）。記憶に関連があるのはどちらだろう？　ノンレム睡眠がしばらく続くと、やがて、レム睡眠という状態が起こる。レム睡眠のとき、脳は睡眠中にもかかわらず覚醒時と同様に強く活動している。つまり睡眠中なのに大脳が活動している状態がレム睡眠である。

レム睡眠のときにはほとんどの場合に夢を見ている。夢とは記憶の断片がつながったものであるから、レム睡眠時に記憶の再編成が起こっていると考えるのはもっともなことであり、以前は、レム睡眠と記憶との関連がさかんに議論された。しかし、近年では徐波睡眠（深いノンレム睡眠）が特に重要だと考えられている（ちなみに、レム睡眠はパターン認識など認知の能力を高めるともいわれている）。

それでは、徐波睡眠はどのように記憶の固定や強化に関わっているのだろうか。実はまだよくわかっていないというのが残念ながら、現時点での答えになる。しかし、記憶が関与しているとなると、「シナプス」の機能に関与していることはまず間違いがない。

脳を休めつつ、シナプスの最適化を行う

ここで、記憶のメカニズムについて少しお話ししておこう。シナプスとは神経系を構成している情報処理に関わる細胞、つまりニューロン（神経細胞）とニューロンが連絡している部分の構造である。ニューロンは電気活動である活動電位の伝播で情報を伝える。そして、記憶の基盤になっているのは、シナプスにおける「長期増強」というメカニズムであると考えられている。

脳の中にニューロンは1000億個以上、大脳皮質だけでも140億個以上あるといわ

れているが、一つ一つのニューロンは少なくとも1000以上（時に数十万にもおよぶ）のシナプスを持っている。そして、ニューロンとニューロンをつなぐ構造であるシナプスは常に構造を変化させている。これを「シナプスの可塑性《かそ》」という。

長期増強も可塑性の一つだ。シナプスで連結したニューロンのうち、情報を送る側のニューロンを高頻度で刺激すると、そのシナプス結合が強化される現象である。つまり、何回も刺激をしているとそのニューロン間のシナプスは情報を伝える効率がよくなるわけだ。そしてさらに刺激が続いていると、シナプスが形を変えたり増えたりして、さらにその機能を高めていく（図1―8）。これを「長期増強」という。どんどんと電気のコネクター端子にプラグを挿入していくようなもの、と喩《たと》えてもいいかもしれない。

この可塑性をもとにした「長期増強」のシステムが記憶の基本なのだ。しかし、このシステムで作動する限り、脳を使っていると、どんどんシナプスが強くなり、増えていって、脳のネットワークの興奮がどんどん上昇してしまう可能性がある。必要のない神経と神経の結びつきも増えてしまうと、情報の処理がうまくいかなくなってしまう。そこで、ときどきニューロンとニューロンの結びつきであるシナプスを最適化してあげることが必

図1-8　シナプスの可塑性と記憶

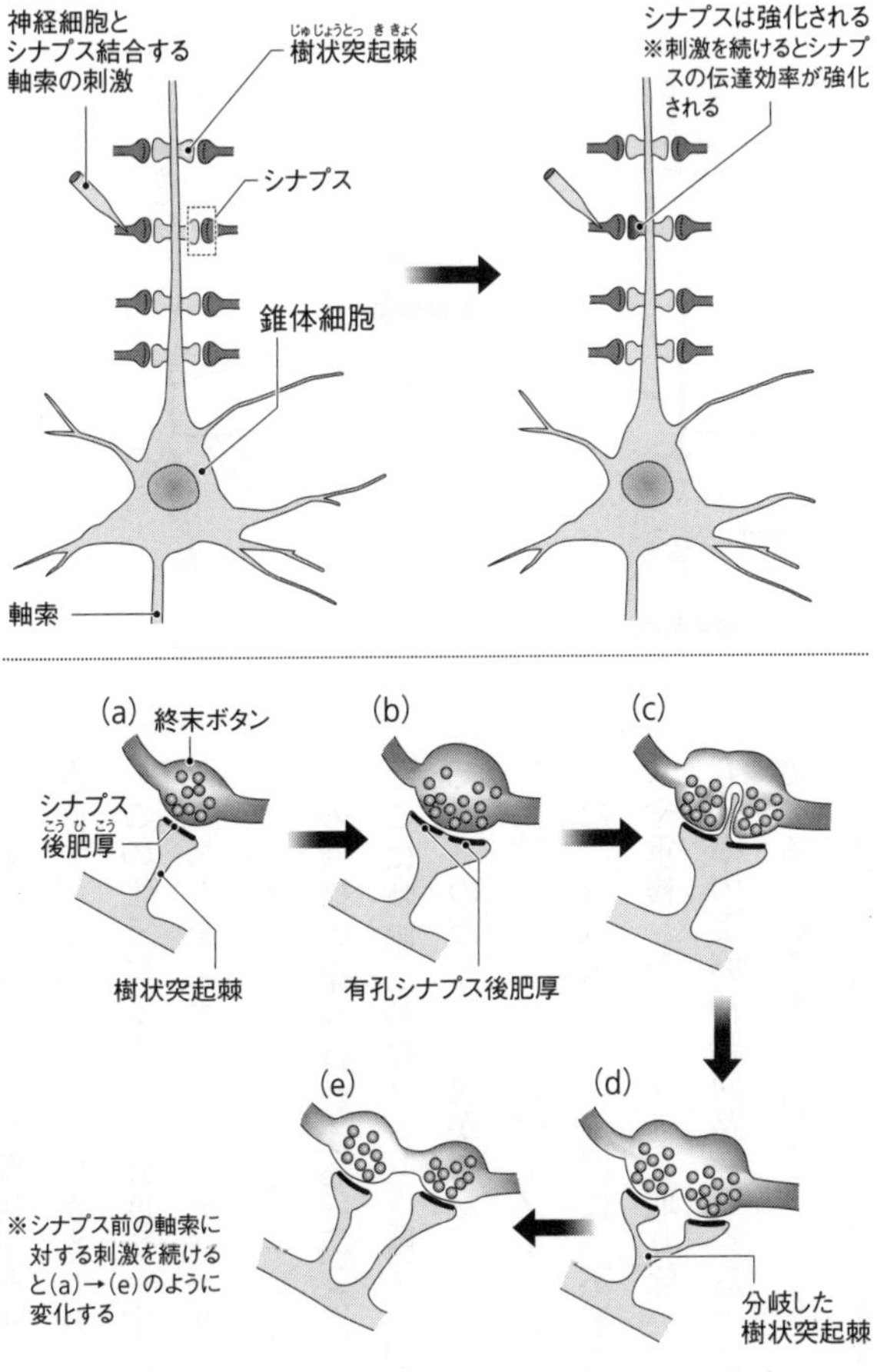

図1-9　ノンレム睡眠によるシナプスの最適化

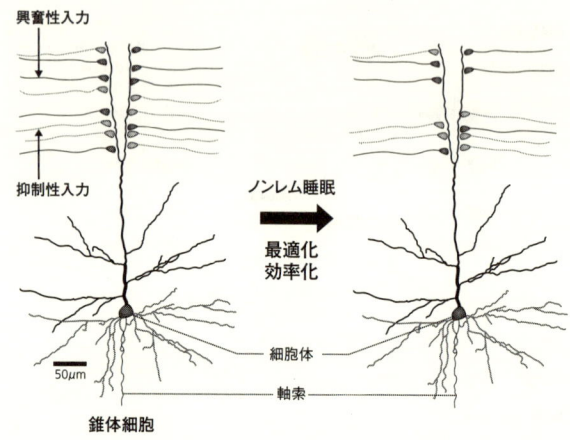

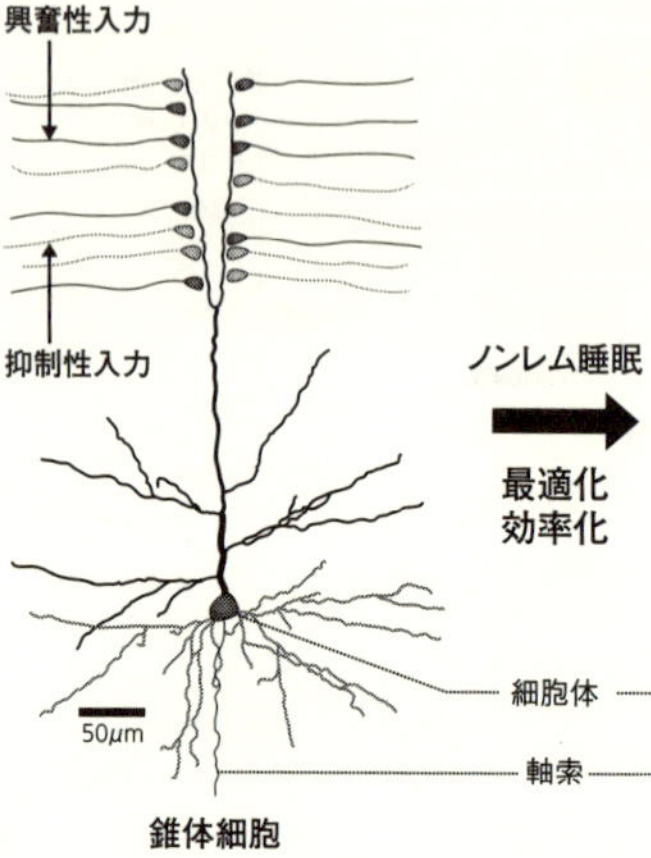

要なのである。たこ足配線を整理してつなぎ直す、と喩えてもいいかもしれない。

このようにシナプス強度を一定に保つメカニズムを「ホメオスタティック・シナプティック・プラスティシティ」というが、その機構の全貌はわかっていない。だが、そこに睡眠（特にノンレム睡眠）が関与しているのだという説がある。ウィスコンシン大学マディソン校のトノーニらの説がそれだ。[*9-11] 脳は眠っている間に、不要なシナプスや重複したシナプスを取り除いてもっとも効率のよい神経回路をつくるのに役立っているというのだ（図1-9）。

前述のようにノンレム睡眠が深くなる

と、大脳皮質の神経細胞（錐体細胞）の発火（ニューロンが活動電位を惹起《じゃっき》することを「発火」と表現する）がだんだん同期して起こってくるようになるが、このときにシナプスの最適化が行われているという。

繰り返すが、大脳皮質のニューロンが持っているシナプスの、一つ一つの結びつきの強さ（シナプス効率）はバラバラで、しかも刻々と変化している。さらには、新しいシナプスがつくられたり、消失したりしているが、ノンレム睡眠中にはシナプスの消失が多く認められるという。この変化が記憶の固定と整理に関わっており、この作業をするために前述のようなノンレム睡眠中のニューロンの同期的活動が役立っているというのである。

覚醒のときにつくられる過剰で冗長なシナプスが脳に蓄積し、オーバーロードになってしまうことを防ぐため、脳を休めつつ、シナプスの最適化を行っているのがノンレム睡眠なのだと考えられるのである。実際に、睡眠により記憶が固定されるだけではなく、より使いやすい形に変換されて有効な記憶に変わっているとの報告もある。[*12]

実は、睡眠と記憶の関連を最初に述べたのは、クインティリアヌスという古代ローマの思想家である。紀元前のむかしに、すでに彼は次のように述べている。

図1-10　記憶の種類

①作業記憶(ワーキングメモリー)：前頭前野が重要

②宣言的記憶(declarative memory)＝陳述記憶、外示的記憶 explicit memory

エピソード記憶

意味記憶

③非宣言的記憶(non-declarative memory)＝内示的記憶 implicit memory

手続き記憶

情動記憶(emotional memory)

「うまく繰り返すことができなかったことも、翌日に容易にできるようになっている。睡眠という、一見健忘を引き起こすと思われるときこそ、記憶を強化しているのだ」

このことは、近年、さまざまな方法で科学的に実証されてきている。スポーツや楽器の練習などを繰り返して、その日にはうまくならなかったのに2、3日後に突然うまくできるようになっていた、などという経験がある人も多いと思う。その間練習をしていなかったのに、なぜか上手になっている。

これには睡眠が深く関与している。「スポーツや楽器の演奏を練習しても、すぐには上達しないのはなぜ?」と聞かれれば、筆者ならば「睡眠が必要だからです」と答えると思う。

強化される「宣言的記憶」と「手続き記憶」

このように、睡眠中には訓練をしていないにもかかわらず技能の向上が見られるのである。

記憶にはいくつかの種類がある（図1―10）。記憶は大きく「宣言的記憶（陳述記憶）」と「非宣言的記憶（非陳述記憶）」に分けられる（そのほかに知的作業をするために瞬間的な記憶を担当する「作業記憶」もある）。

「宣言的記憶」とは言葉で説明ができる記憶であり、その成立には側頭葉の内側にある海馬《かいば》という部分が重要な役割をしていると考えられている。

「宣言的記憶」に対して、「非宣言的記憶」には「手続き記憶」や「情動記憶」がある。「手続き記憶」というのは、文章や言葉で表現できない、技巧や運動技能などに関する記憶である。たとえば、楽器の演奏や、スポーツ、テレビゲームなど、頭で考えなくても繰り返してい

図1-11　記憶の強化に関わる脳の部位

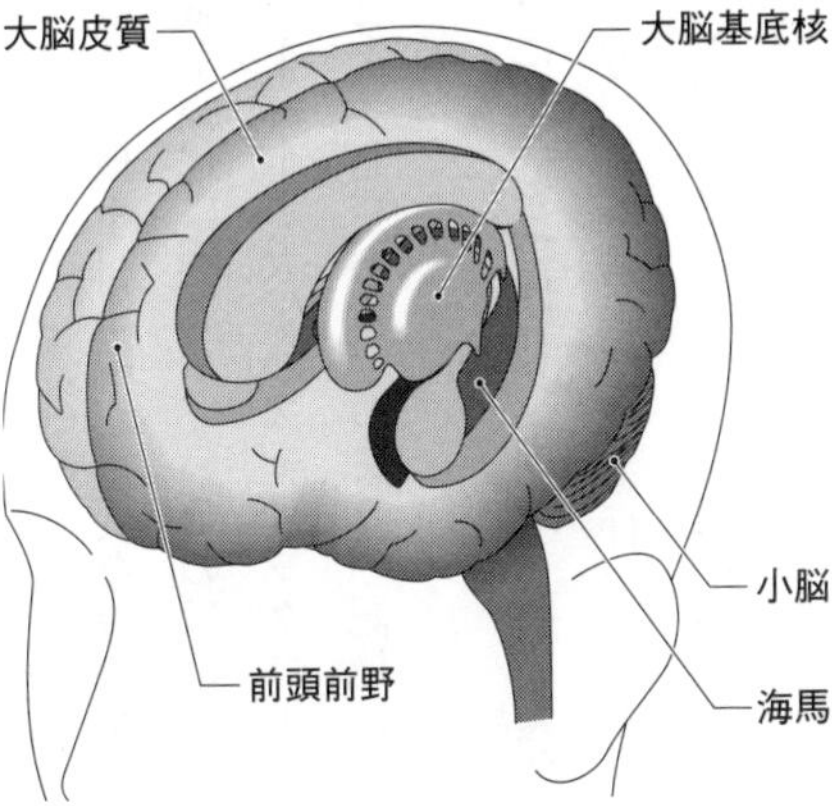

くうちに上達するものについての記憶がこれにあたる。手続き記憶には大脳皮質のほか、大脳基底核や、小脳が重要な役割をしている（図1―11）。宣言的記憶と手続き記憶に関して睡眠が強化に関わっているのはほぼ間違いがない。

ハーバード大学のスティックゴールドらは、睡眠によって知能テストの成績がよくなることを示している。つまり、記憶ばかりではなく知的能力、認知力も向上するという。

記憶にタグをつけ、ノイズ（＝夢）を発するレム睡眠

一方、レム睡眠は何を行っているのだろうか。レム睡眠中、感情を司る大脳辺縁系が活動していることが、最近の脳機能画像解析から明らかになっている。大脳辺縁系は記憶にも関与している。このことから、感情をもとに記憶の断片の重要性、重みづけによる分類と整理を行っているのではないかと筆者は考えている。その作業が意識に入り込んでしまったものが夢である（詳細は第3章、第5章参照）。

レム睡眠中、意識を司る前頭前野の機能は低下しており、通常はこの「レム睡眠中の作業」自体は意識にのぼらないし、記憶にも残らないようになっている。しかし、レム睡眠

の直後に目が覚めてしまったときなどは、おぼろげながら意識に入り込んでくることがある。それが夢なのである。

フロイトは夢には抑圧された欲望を解放し、「精神のガス抜き」をすることにより、精神の均衡を保つという役割があると提唱していたが、現在では、夢はレム睡眠中に行われる、いわば記憶に対する情動によるタグ、あるいはアイコンをつける作業中、それがノイズとして意識にのぼったものなのではないかと考えられているわけだ。つまり、レム睡眠は感情に関わる記憶、すなわち情動記憶（図1―10）の整理に関与する可能性がある。

また、レム睡眠中には、交感神経系と副交感神経系からなる自律神経系の働きが大きく変動していることが知られている。これは、レム睡眠中の大脳辺縁系の活動および視床下部の機能と関係が深いと考えられる。レム睡眠中には視床下部の機能を較正《こうせい》し、正しく機能するように調節する作業も行っているかもしれない。

脳だけでなく、身体全体の機能に関わる

致死性家族性不眠症（FFI）の直接的な死因については、実はよくわかっていない。

この疾患では、睡眠だけに異常があるわけではなく、さまざまな脳機能が侵されるので、どうして死亡するのかは判然としないのだ。しかし、満足に睡眠をとれないことによる衰弱が大きく関わっていることは間違いない。

睡眠は脳だけでなく、身体全体の機能とも深く関わっているのである。睡眠は単なる受動的な「休息の時間」ではないことは、先に述べた。記憶システムと睡眠の関係は確かだが、それだけで命に関わるわけではない。しかし、睡眠の極端な不足は命にも関わるのだ。

前述した断眠実験の結果を詳しく見てみよう。シカゴ大学のレヒトシャッヘンらのグループは、1980年代にラットの眠りをほぼ完全に奪い、ラットにどのような変化が訪れるかを観察した。

断眠1週間程度では目立った変化は見られなかったが、2週間になると、断眠ラットの皮膚からは毛が抜け、潰瘍が形成されてきた。運動性が低下し、体温が下がってきた。体温を維持するためにケージの隅で丸まって過ごすようになった。これは、体温調節のメカニズムに変調が見られたためだと考えられる。さらに、食べる量は増えているにもかかわらず、体重減少が見られた。

このことから、睡眠をとらないと、体温や体重の恒常性の維持機構や体温の調節機構に異常を来すことが推測される。体温や体重は脳の視床下部でコントロールされている。つまり断眠は、視床下部の恒常性維持機構の破綻をまねくのである。

いくらじっとして休息をとっていても、睡眠をとるという方法以外で身体機能を回復させることは決してできない。じっとして休んでいるのと睡眠をとっているのには、厳然たる差があるのである。

断眠後3、4週間で、ラットは感染症のために次々と死んでいく。感染症に侵されるのは、免疫系による感染防御機能が損なわれたためである。睡眠を断つことは免疫系の機能にも重大な影響を与えるのである。

こんなことを聞くと、睡眠不足を実感している方は心配になるかもしれない。安心していただきたいのは、このようなことはラットを無理矢理断眠させて初めて見られるものであることだ。それも2週間という期間をおいて初めて影響が明らかになってくる。われわれは、通常、断眠しようとしても重い障害を来す前に必ず眠ってしまうので、睡眠不足で死ぬことはない。しかし、FFIではこれら不幸なラットと同じように、最終的に死に至るのである。

眠りを忘れた現代人

現在、ライフスタイルの多様化、ストレスフルな社会の影響からか、「安息の時」であるべき睡眠に問題を抱えている人が増えている。現在、わが国では5人に1人が睡眠に何らかの問題を抱えているといわれている。今まで見てきたように、心身の健康に重要な役割をしている睡眠をおろそかにするとどうなるだろう。ろくなことがないのは容易に予想がつくと思う。睡眠不足は社会に想像以上の打撃を与えている。

たとえば、日本大学の内山教授らのグループによる最近の試算では、睡眠障害による労働者の注意力、集中力の低下が日本経済に及ぼす影響は、1年間に3兆5000億円にのぼるといわれているのである。これは、うつ病がもたらすといわれる2兆7000億円よりも大きい。なぜならば、睡眠が不足すると注意力と集中力に大きな悪影響を及ぼすからである。その結果、生産性の低下や事故が生み出されてしまう。

また、時に、睡眠不足は大変な惨事をもたらす。1986年のスペースシャトル・チャレンジャー号の事故は、その背景に関係者の睡眠不足によるヒューマンエラーが関わっているとされているし、1989年の原油タンカー、バルディーズ号が座礁により積荷の原油を流出させた事故（この事故はこれまで海上で発生した人為的環境破壊のうち最大級のものとみなされている）の原因にも、航海士の睡眠不足が大きく関わっているといわれている。

記憶に新しいところでは、2003年の新幹線のオーバーランが運転士の眠気によるものであったことから、「睡眠時無呼吸症候群」という疾患が有名になったということもある。

もちろん、われわれの日々の生活も睡眠によって大きな影響を受けているのである。人において睡眠不足がメタボリックシンドローム、ひいては心血管疾患や代謝異常のリスク増加に関連しているという報告がある（詳細は第6章参照）。体重や食欲も恒常性制御メカニズムの影響を受けており、睡眠はこれらの機能の管理にも重要な役割を果たしているわけだ。

健康な人でも睡眠不足のときには血糖値のコントロールが乱れるという報告もある。最近では、睡眠不足になるとアルツハイマー病の原因になるアミロイドβというタンパク質が脳に蓄積する可能性も指摘されている。このように睡眠は健康を維持するために不可欠な現象なのである。

つまり「眠り」は休んでいる、という消極的な状態ではなく、積極的に脳のメンテナンスと情報管理を行うという能動的な過程なのである。パソコンの調子がおかしくなったとき、ディスクのデフラグメンテーション操作や再起動をするのと似て、私たちの脳にも眠りというメンテナンスが必要なのである。脳を常によい状態で使うためにも、ぜひ睡眠を大切にしてほしい。

引用・参考文献

＊1 Rechtschaffen, A., Gilliland, M. A., Bergmann, B. M. & Winter, J. B. Physiological correlates of prolonged sleep deprivation in rats. *Science* 221, 182-184 (1983).

＊2 Schenkein, J. & Montagna, P. Self-management of fatal familial insomnia. Part 2: case report. *MedGenMed* 8, 66, doi:542964 [pii] (2006).

＊3 Schenkein, J. & Montagna, P. Self-management of fatal familial insomnia. Part 1: what is FFI? *MedGenMed* 8, 65, doi:542963 [pii] (2006).

＊4 ダニエル・T・マックス（著）、柴田裕之（翻訳）: 眠れない一族―食人の痕跡と殺人タンパクの謎［単行本］: 紀伊國屋書店:

＊5 Jenkins, J. G. & Dallenbach, K. M. Obliviscence During Sleep and Waking. *The American Journal of Psychology* 35, 605-612 (1924).

＊6 Walker, M. P. & Stickgold, R. Overnight alchemy: sleep-dependent memory evolution. *Nat Rev Neurosci* 11, 218; author reply 218, doi:nrn2762-c1 [pii] 10.1038/nrn2762-c1 (2010).

＊7 Walker, M. P. & Stickgold, R. Sleep-dependent learning and memory consolidation. *Neuron* 44, 121-133, doi:10.1016/j.neuron.2004.08.031 S0896627304005409 [pii] (2004).

＊8 Walker, M. P., Brakefield, T., Morgan, A., Hobson, J. A. & Stickgold, R. Practice with sleep makes perfect: sleep-dependent motor skill learning. *Neuron* 35, 205-211, doi:

S0896627302007468 [pii] (2002).

*9 Bushey, D., Tononi, G. & Cirelli, C. Sleep and synaptic homeostasis: structural evidence in Drosophila. *Science* 332, 1576-1581, doi:332/6037/1576 [pii] 10.1126/science.1202839 (2011).

*10 Gilestro, G. F., Tononi, G. & Cirelli, C. Widespread changes in synaptic markers as a function of sleep and wakefulness in Drosophila. *Science* 324, 109-112, doi:324/5923/109 [pii] 10.1126/science.1166673 (2009).

*11 Vyazovskiy, V. V., Cirelli, C., Pfister-Genskow, M., Faraguna, U. & Tononi, G. Molecular and electrophysiological evidence for net synaptic potentiation in wake and depression in sleep. *Nat Neurosci* 11, 200-208, doi:nn2035 [pii] 10.1038/nn2035 (2008).

*12 Diekelmann, S. & Born, J. The memory function of sleep. *Nat Rev Neurosci* 11, 114-126, doi: nrn2762 [pii] 10.1038/nrn2762 (2010).

コラム①――睡眠・覚醒のステージとは？

本文でも述べたように、睡眠の状態はポリソムノグラムという装置によって測るが、これは、脳波や筋電図をはじめ、心電図、呼吸など複数の生理学的な指標を同時に記録するものである。その中でも脳波が重要な判定基準になる。

1968年にはレヒトシャッヘンとカレスにより、脳波記録をもとにした人の睡眠ステージの判定基準がまとめられた。彼らは人の睡眠を5つのステージに分類した。急速眼球運動（レム）睡眠と、深さによってステージ1〜4に細分化されるノンレム睡眠である。さらに、ステージ3とステージ4のノンレム睡眠は、徐波睡眠として区別される（図1−12）。

図1-12　睡眠のステージ

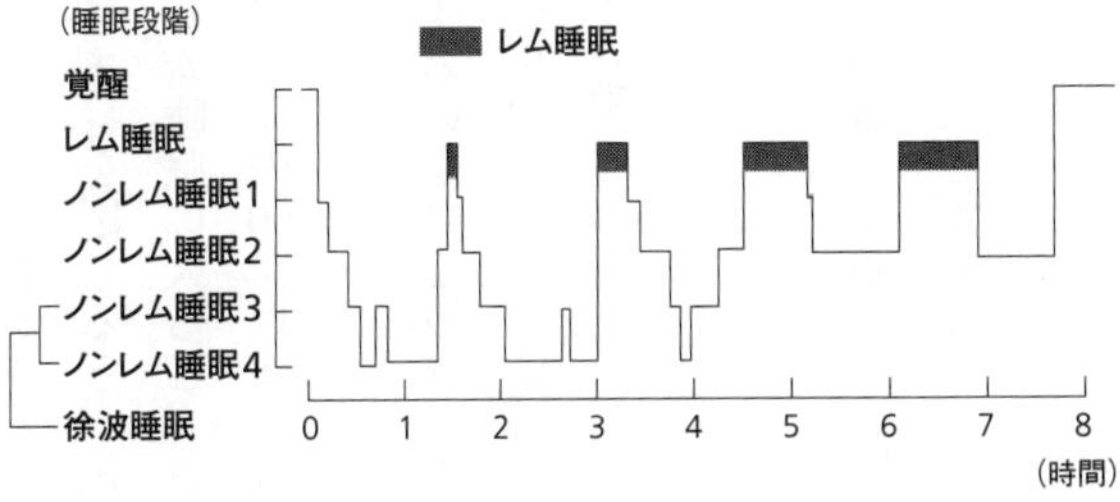

これらを脳波で分けると以下のようになる。覚醒しているときには、周波数が高いベータ（β）波が脳全体に相当する領域で観察される。覚醒のまま目を閉じると、後頭葉の近くでやや低いアルファ（α）波が出始める。脳がノンレム睡眠に入ると、さらに周波数の低いシータ（θ）波が現れてくる。こうしてα波が全体の50％以下に減少した状態を、ノンレム睡眠の第1段階と判定する。

そして、睡眠紡錘波《ぼうすいは》とK複合波と呼ばれる特徴的な波が出現するのが第2段階である。さらに、2Hz以下のデルタ（δ）波が全体の20％以上かつ50％以下の段階が第3段階、それが50％以上を占める段階を第4段階としている（図1―13参照）。覚醒時に比べてノンレム睡眠時には脳の活動が低下しており、大脳皮質のニューロンは同期して発火する。

しかし、睡眠中にも脳が活発に活動している場合がある。レム睡眠である。レム睡眠のときには、ノンレム睡眠のときとは違い、脳波は覚醒時と同様に振幅が小さく速い波として観察される。レム睡眠は通常、ノンレム睡眠がしばらく続いたあとに観察される。

図1-13　脳波と睡眠の各段階

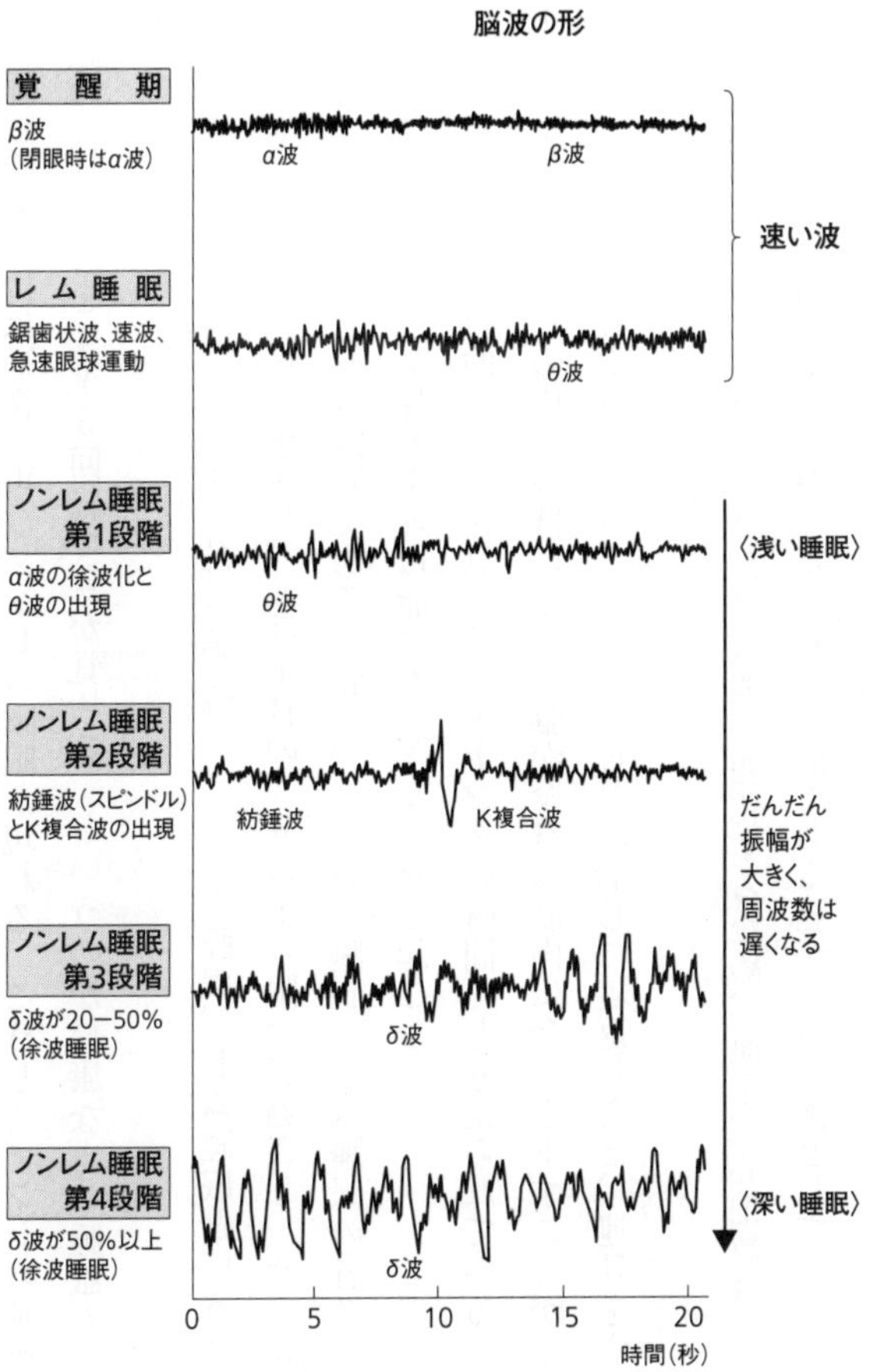
脳波の形
覚　醒　期
β波
（閉眼時はα波）
α波
β波
速い波
レ ム 睡 眠
鋸歯状波、速波、
急速眼球運動
θ波
ノンレム睡眠
第1段階
α波の徐波化と
θ波の出現
θ波
〈浅い睡眠〉
ノンレム睡眠
第2段階
紡錘波（スピンドル）
とK複合波の出現
紡錘波
K複合波
だんだん
振幅が
大きく、
周波数は
遅くなる
ノンレム睡眠
第3段階
δ波が20—50%
（徐波睡眠）
δ波
ノンレム睡眠
第4段階
δ波が50%以上
（徐波睡眠）
δ波
〈深い睡眠〉
0
5
10
15
20
時間（秒）

レム睡眠のあとには通常、再びノンレム睡眠が現れる。こうしてノンレム睡眠、レム睡眠の繰り返しを4～5回経て目が覚める、というのが健康な方の睡眠だ（図1―12）。

このように、脳には、大きく分けて覚醒、ノンレム睡眠、レム睡眠という3つの「作動モード」があることになる。人は1日の3分の1を眠って過ごし、その睡眠時間のうち、4分の1がレム睡眠である。覚醒、ノンレム睡眠、レム睡眠の各ステージでは、脳だけでなく、全身の生理機能にも大きな変化が起こる。

ノンレム睡眠は一般的に脳の休息・メンテナンスの時間だと考えられている。脳のエネルギー消費は1日の中で最低になる。脳が全身の筋肉に命令を下すことが少なくなるため、筋の活動も少なくなる。ただし、必要に応じて寝返りなど、運動をすることは可能な状態にある。

内臓の機能を調節する自律神経系の機能が変化するため、血圧、心拍数は下がる。視覚や聴覚など、感覚系の入力の処理も、中枢である脳が機能を落としているので低下する。しかし、感覚系が完全に遮断されているわけではなく、大きな音がしたり、あたりが急に明るくなったりすれば目が覚める。ただし、第3段階・第4段階の深いノンレム睡眠では、起床することはかなり困難だ。

それに対し、レム睡眠は非常に特殊な状態だ。脳は、覚醒時に難しい数学の問題を解くなど知的な活動をしているときよりも、さらに活発に活動している。いわば、ギアをニュートラルにした状態でエンジンを空ぶかししているような状態を想像していただけるとよいと思う。

また、レム睡眠中に覚醒させると、その人は、見ていた夢の内容を詳細に話すことができる（浅いノンレム睡眠のときにも夢は見るが、内容は平板的で単純である）。レム睡眠のときには脳幹から脊髄に向けて運動ニューロンを麻痺させる信号が送られているため、全身の骨格筋は眼筋や呼吸筋などを除いて麻痺している（詳細は第5章参照）。そのために、レム睡眠のときには脳の命令が筋肉に伝わらないので、夢の中での行動が実際の行動に反映されることはないのである。そして眼球は不規則にさまざまな方向に動いている。

感覚系から脳への入力は中継点として視床を通るが、レム睡眠中には視床において感覚系の入力が遮断されている。出力としての運動を起こすこともできない。しかも中枢である脳はフル回転している。つまり身体と脳の間の情報交換をカットした状態の中で、脳自体は活発に活動しているのがレム睡眠だ。

第2章 睡眠中に〝活動〟する人々——ノンレムパラソムニア

あなたは、今朝、ベッドや布団の中で目を覚ましたことだろう。しかし、あなたは、昨晩、本当にずっとベッドの中で過ごしていたと断言できるだろうか？

「夢遊病」

みなさんは「夢遊病」という言葉を聞いたことがあるだろう。正式には「夢中遊行《むちゅうゆうこう》」と呼ばれる症状である。「夢」という言葉がついているので、「夢を見ながら、夢の中での行動に応じて無意識に身体が動いてしまうこと」だと思っている方が少なくないようだが、「夢遊病」は深いノンレム睡眠のときに起こる。

夢を見るのはほとんどが浅いノンレム睡眠かレム睡眠のときであり、実際には、夢遊病状態のときには夢は見ていないと考えられている。脳は深く眠っており、意識はない状態で起こる行動が夢中遊行なのだ。英語では、スリープウォーキング（sleep walking）と呼ばれる。文字通り「睡眠中の歩行」である。

夢中遊行を含めて、睡眠時に行動を起こしてしまう病気を「睡眠時随伴症（パラソムニア)」と総称する。夜驚《やきょう》、歯ぎしりや寝言もその中に含まれる。大きく分けて、ノンレム睡眠時に起こるもの（ノンレムパラソムニア）とレム睡眠時に起こるもの（レム睡眠行動障害など。第5章参照）がある（一般的に「睡眠時随伴症」という言葉がよく用いられるが、ここではレム睡眠中に起こるものと区別するために「ノンレムパラソムニア」と呼ぶことにする）。

「夢中遊行」は一般的に小児の病気であり、好発年齢は3歳から8歳で、思春期までに消失することが多い。したがって、通常はあまり心配する必要のない症状である。しかし、まれに成人でも見られることがある。

〝夢遊病〟という俗称の通り、通常は睡眠中に徘徊することを意味する。自分で再びベッドに戻る場合も多い。もし一人暮らしで誰も目撃していなかったら、徘徊していること自体に気がつかない可能性も高い。

夢中遊行の人が徘徊しているときには、深いノンレム睡眠の状態であり、大脳皮質は活動を大きく低下させており、通常、周りの人が声をかけても覚醒しない。たいてい、そのまま眠り続けるが、目覚めたときには本人はこのことを全く覚えていない。

夢中遊行のとき、本人は徘徊し、障害物をよけて歩き回り、またベッドに戻ってくるわけだが、こういう行動をとるには脳の運動に関わる部分が活動していなければならない。本来であれば、睡眠中には活動が休止しているべき部分である。それだけではなく、障害物をよけるには、感覚系もきちんと活動していなければならない。

ノンレム睡眠とは、「脳が機能を低下させている状態」である（詳細は第1章末のコラム①参照）。深いノンレム睡眠の状態では、大脳皮質のニューロンはその活動が、同期して、周期的にゆっくり発火するようになり、高度な演算をする能力は失っている。つまり脳は眠っていて意識もないのに行動するのである。これはいったいどういうことだろう？　まさか悪霊にのりうつられたわけでもあるまい。

実は、睡眠中に歩き回るどころか、料理をしたり、クルマを運転したり、果てには芸術的な絵を描いてしまう、など非常に複雑な行動をとる例すら報告されている。こういう症状は、「深いノンレム睡眠」（ステージ3かステージ4のノンレム睡眠）のときに起こるため、「ノンレムパラソムニア（ノンレム睡眠時随伴症）」と呼ばれているわけだ。「夢中遊行」がさらに極端になり、複雑な行動をとるようになった例と考えてよい。

特に、寝ているときに「何かを食べてしまう」症状は、「睡眠関連摂食障害（sleep-related

eating disorder；SRED)」という疾患に見られる。近年注目されている疾患である。患者は就眠後1時間以内に無意識に食事を始める。時には料理までして食べるのである。

眠りながら食事をとる人

いくつか典型的な睡眠関連摂食障害の例を挙げてみよう。

20代の女性、Aさんは、一人暮らしである。キッチンにブルーベリーパイを置いて朝食べようと思っていたが、起きてみると、あるはずのパイがなかったという。「なぜ、パイがなくなっているのだろう?」

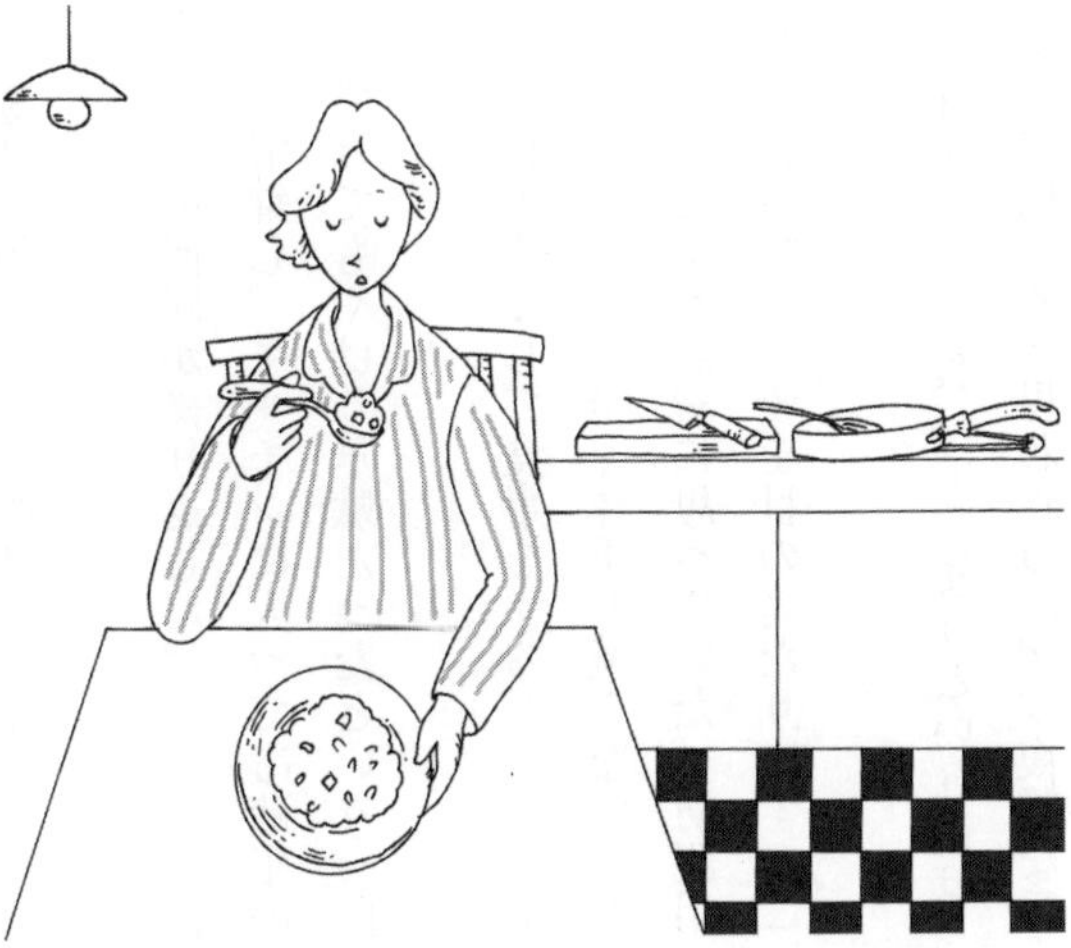

と不可解に思ってふと鏡を見ると、自分の唇の周りが真っ青になっていたそうだ。眠っている間に自分で食べてしまったのである。しかし、翌朝、彼女にはその間の記憶が全くなかったのだ。

Aさんは、その後も睡眠中に何かを食べてしまうことを何回か繰り返した。キッチンに鍵をかけるようにしたが、今度はその鍵を捜し出して解錠し、キッチンに入って冷蔵庫の中のものを食べてしまった。冷蔵庫の扉に鍵をかけてみてもやはり無駄だったという。医師に相談後、睡眠関連摂食障害と診断された。

同じ睡眠関連摂食障害に悩まされているBさんは、料理までして食事をするという。最初はやはり気がつかなかったのだが、過酷なダイエットをしても全く体重が減らないことや、冷蔵庫に入っていたはずの食材がなくなっていることを不思議に思っていた。防犯用のカメラをしかけたところ、なんと、自分が料理して食べている姿を目の当たりにすることになったのである。

こうした、食べ物を探し当て、場合によっては料理までして食べてしまうという例は、いわゆる「夢遊病」のように歩き回るのとは別の範疇に属すると思われるほど、複雑な行動を「睡眠中に」行っているように見える。ただし、判断力は完全ではなく、ドッグフードや食べ物でないもの、生の肉などを食べてしまう例もある。睡眠中に料理をして火傷をする例や、火事を起こしてしまう例もある。

この病気は、過酷なダイエットを行っている場合など、食欲が亢進《こうしん》している場合に見られることが多い。睡眠中にも食欲が食行動を惹起してしまうのである。

「食事をする」という行動は徘徊するよりもはるかに複雑な行動であるが、驚くべきことに眠っているときにそうした行動が発動してしまうことがあるのである。

こうした「ノンレムパラソムニア」にはさまざまな種類がある。眠ったまま性行為をしてしまう睡眠障害、「セクソムニア」という病気も知られている。カナダの研究チームが提唱している病名で、わが国ではまだあまり認知されていないが、潜在的にはかなりの数の患者がいるという説もある。

眠りの中で〝無意識に〟犯した殺人

食行動や性行動は本能に基づく行動であり、生命の維持や種の維持に関わる本質的な行動である。したがって、その欲求が強まっているときには、睡眠中、意識を司る前頭前野が活動を止めていても、無意識のうちに行動が発動することがある。しかし、睡眠中にさらに複雑な、学習を必要とする行動をとる例すらあるのである。まれだが、反社会的な行動をとる例もある。

次のような驚くべき例も記録されている。1987年5月23日にカナダ・トロント郊外で、ある老夫婦が殺傷された。すぐに浮かび上がった容疑者は、被害者夫婦の娘の夫、当時23歳のケン・パークスという男性だった。彼は深夜にベッドを抜け出し、自宅から23㎞離れたストラスブルグという街の妻の実家に自らクルマを運転して訪れ、義母を殺害し、義父に重傷を負わせていた。物証は明確にケンの犯行であることを示していた。

しかし、事情聴取でケンは一切の殺害の記憶がないと語った。そして、なんと裁判の結果、彼は「無罪」となったのである。殺人と傷害を睡眠中に無意識下で起こしてしまったため、殺人を犯したのはケンの人格ではないので、罪に問うことはできない、という結論を司法が下したのである。つまり彼は「ベッドを抜け出し、クルマを運転し、義父母の家を訪れ殺人と傷害を起こす」という行為を「睡眠中に」起こしたと判断されたことになる。

これはどういうことだろう? もう少し事件を詳しく見てみよう。実は、ケン・パークスはもともと睡眠障害の治療を受けていた。彼には、妻と幼い娘がいたが、仕事を失いギャンブルにおぼれて、金に困っていた。こうした精神的ストレスの結果、不眠に悩まされ続けていたという。

事件当日、彼はクルマを運転して義父母の家に行き、タイヤレンチをクルマから持ち出し、義母を撲殺し、義父の首を絞めて意識を失わせた。それればかりではない。彼はキッチンからナイフを持ち出し、とどめを刺すかのごとく被害者たちを刺したのだ。

彼は、その後、警察までクルマを走らせた。血だらけの手を見て、「誰かを殺してしまったようだ」と考えたという。乱闘の際、彼は腱にまで至る裂傷を手に負っており、警察は彼の身柄を確保したあと、治療のために病院に連れていった。

警察の捜査により、彼の義母が殺害されており、義父も深刻な状態にあることがわかった。ケンは、自分はこれらのことに関して全く覚えがなく、その間自分が何をしていたかも記憶にないと強く主張した。彼は義理の父母とはうまくやっており、彼らを殺害する動機がないと言った。

ケンは「夢中遊行」の病歴を持っていた。そこで、彼の弁護士はこのことを裁判において切り札として使うことにしたのである。彼女は専門家の意見を集め、「睡眠時に無意識にクルマを運転して、殺意なしに殺人を犯す」ことがあり得るのかを検討した。これら専門家には、心理学者、神経学者、睡眠障害の専門家が含まれていた。そして彼らが出した結論は、ケンが殺人を犯したとき、「眠っていた」ため「意識がなかった」というものだったのである。

彼の血縁の家族にも彼自身にも睡眠障害の病歴があり、また彼は夢中遊行の経験があった。こうした遺伝的背景に前述のようなストレスが重なり、睡眠中、無意識のまま義父母を襲ってしまったというのである。この説が正しいとすれば、彼が殺人を犯したとき、彼の前頭前野は眠っていた。人格は前頭前野に宿っているとすれば、この殺人を犯したのはケンという「人格」ではないということになる。

「無意識」が支配する行動

意識がないのに運動して、しかも殺人までするなんて、「そんな馬鹿な！」と思われる方も多いだろう。ケンの発言は虚言だという意見も当然強く唱えられた。それは、無意識下で行動を起こすということが信じられないという気持ちからにほかならない。

私たちは自らの自由意志によって行動を規定していると信じている。だが、実は運動には本質的には意識は必要ない。みなさんも、歩いている最中、脚の動かし方を考えながら歩くことはないだろう。話をするとき、口の筋肉の動かし方を意識しながら話すことはないと思う（語学の習得中は別だが）。スポーツ選手は、ときどき、「無意識に身体が反応していた」と言う。

意識がなくても運動が発現するのである。意識はむしろ、適切な行動を選択する以上に、するべきではない行動を制限するものであるとさえいえる。眠っているとき、脳全体の機能を統括している「前頭前野」という脳の前頭葉の前側部分の機能が低下しており、自分の行動が無意識下に発動してしまうことがある（図2―1）。それがノンレムパラソムニアだ。

図2-1　前頭前野と前頭運動野

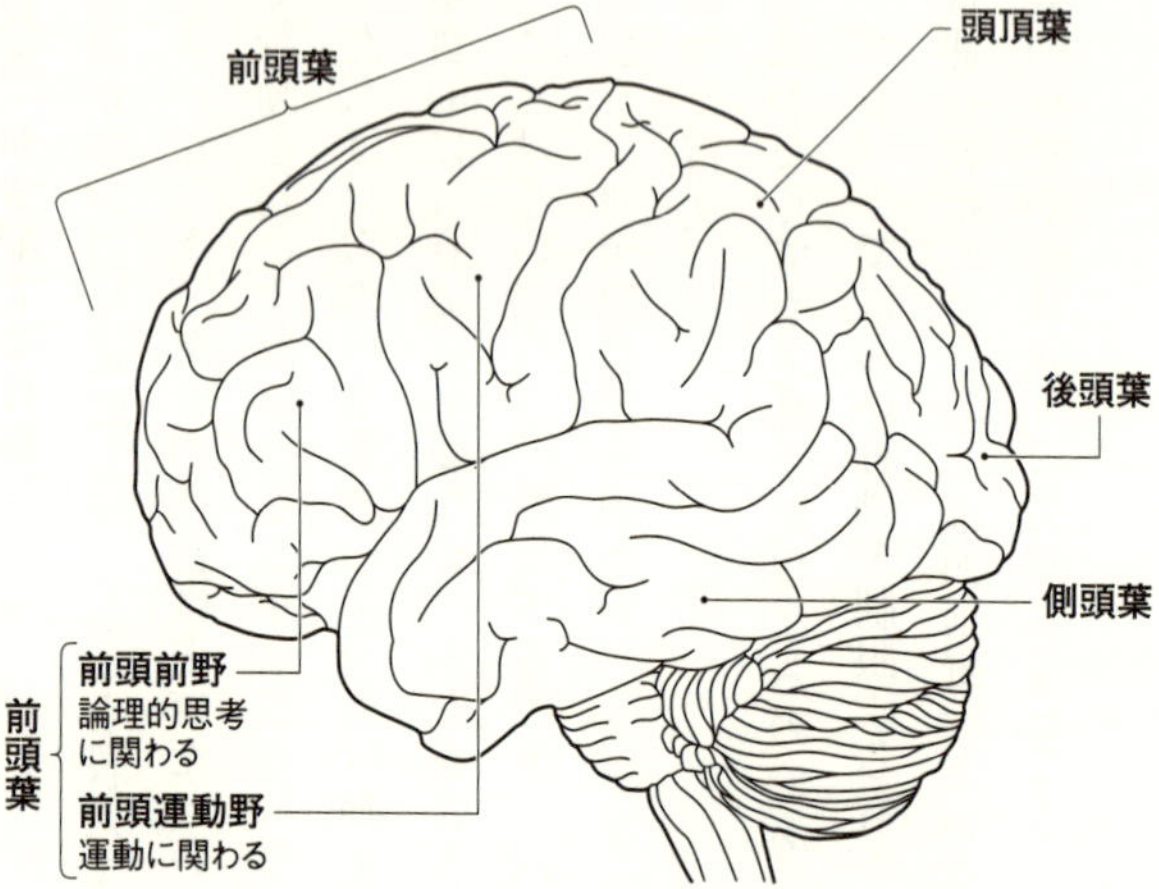

もう少し行動の発現について考えてみよう。私たちが行動を起こしているとき、いちいち身体の部分の動かし方を考えているわけではなく、一連の「行動」を選択しているのである。

腕を上げるという動作を考えてみよう。一見単純な運動に見えるが、たくさんの筋肉が適切なタイミングで収縮したり弛緩したりする実に複雑な行動制御が必要である。さらに、特別な行動を惹起するにはたくさんのこうした単純な運動を複雑に組み合わせて行う必要がある。

「歩く」という行動ひとつをとってみても、両足を絶妙なタイミングで交互に動かし、バランスをとる、腕を振る、など恐ろしく複雑な筋肉の動きを通して行っていることがわかる。

しかし、みなさんは、何も考えずに、別のことを考えながら、時には携帯電話で会話をしながらなど、半ば「無意識に」歩いていることが多いのではないだろうか。いちいち「右足を出して、次は左足……」などと考えながら歩く人はいない。

何しろ、単に「立っている」という行為ですら、全身の300以上の筋肉を精密に制御しているのだ。それらの筋肉の収縮や弛緩を意識しながら行っている人など、どこにもいない。

こうした行動制御には脊髄における反射による制御に加えて、前頭葉の後ろの部分にある一次運動野や運動前野・補足運動野という部分と大脳基底核、そして小脳の働きが重要である。こうした高度なシステムが自動的に運動や行動をつくっている。そして、表出する行動は、前頭前野が理性的に判断してその表出を的確にコントロールしているのだ。

大脳の深部にある構造である「大脳基底核」は、大脳皮質の機能と密接な関係を持っている。大脳皮質の広範な領域からの入力を集め、情報処理をしたあとに、視床を介して運

図2-2　大脳基底核のループ

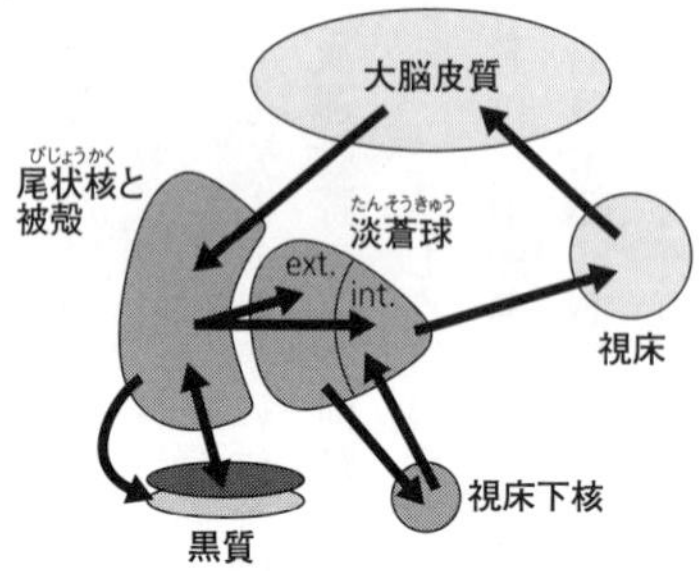

動関連領野に戻す、というループを介して運動に関する機能を制御しているのである（図2−2）。

教科書的には大脳基底核は運動に関わっているとされるが、実際には一連の行動表出や、情動、報酬系と非常に密接に関わっているのだ。

例に挙げた歩行という運動は子どもの頃に覚えたものだから、歩けなかった頃の記憶はないかもしれないが、運動を覚える段階ではみな一つ一つの動作を考えながらやっているかもしれない。しかし、慣れれば次第に「無意識に」行動がとれるようになっていく。これを「運動学習」という。

やったことのない行動をするためには、しばらく身体の各部分の動かし方を意識しながら覚えていくわけであるが、やがて無意識に「一連の行動」がとれるようになっていく。「行動」は運動の組み合わせである。

しかし、行動は非常に複雑な運動の組み合わせであるにもかかわらず、半ば無意識に行われている。前述のように、この機能には大脳基底核の機能が関わっていると考えられている。

大脳基底核の中に、大脳からの入力を受ける「線条体」という部分がある。そのうち背側にある「背側《はいそく》線条体」という部分は個々の運動の制御、腹側にある「腹側《ふくそく》線条体（側坐核《そくざかく》）」は報酬系と密接に関連している（図2–3）。

そして両者とも、広範な運動の組み合わせである「行動」とも関わっている。身体を動かすときの「直感」にも関わっているとされている。近年、将棋の名人の直感は前頭前野ではなく、大脳基底核の機能によってなされているという報告もある。[*1]

深く眠っているときにこうした脳の一部が覚醒していると、夢中遊行という状態になるのである。徐波睡眠中に脳の一部で強く覚醒している部分があるのだ。脳波を観察しても、デルタ（δ）波優位の徐波睡眠状態の中に一部速いガンマ（γ）波が観察される。つま

図2-3　線条体とその機能

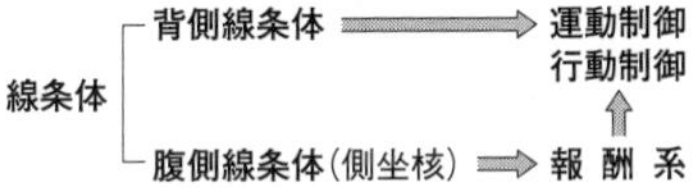

り、脳の一部が「深く眠って」いても、他の一部が強く「覚醒」していることがあり得るということになる。

ローカルスリープ――〝局所的な〟睡眠

睡眠というのは「脳全体」の機能が低下した状態、と考えられていたが、実はこうした部分的な覚醒、あるいは部分的な睡眠が最近の研究によっても明らかにされつつある。病的な状態までいかなくても、実は日々の正常な睡眠においても私たちの睡眠は、「脳全体」ではなく、「脳の部分」で起こるというのである。

ウィスコンシン大学のトノーニらは、ラットを用いて、睡眠が「局所的に」起こりうることを報告している。ラットの脳のさまざまな部分に電極を埋め込み、脳波の上で覚醒しているように見えるラットでも部分的に睡眠が起こっているということを示した。[*2] 特に、断眠をしたラットでは、覚醒状態においても脳の各部が部分的に眠ってしまうということが頻繁に見られることが明らかになった。

第1章で述べたように、ノンレム睡眠時には、大脳皮質の錐体ニューロンの活動が周期的になり、そろって行われるようになる。全く発火しなくなってしまう時間が周期的に見られ、時おり、他のニューロンと同じタイミングで発火する、というパターンを示すようになる。覚醒時には、錐体ニューロンの発火パターンはバラバラでかつ活発に活動している。

こうしたダイナミックな変化は、脳全体で行われていると考えられてきたが、実は、脳の一部で覚醒のパターンが、そして他の部分ではノンレム睡眠のパターンが記録できる場合がある、ということがわかったのだ。われわれも寝不足の状態では、一見目を覚ましていても、脳の一部が眠っているということがあり得るというのである。

したがって、脳の一部が覚醒して信号を送り出していても、受け取る部分が眠っていて、その信号を無視してしまうということもあり得ることになる。こうなると当然、脳の機能は正しく発揮されない。寝不足のときの注意力や集中力の欠如と関係すると思われる。

さらに、トノーニらは、てんかんの診断のために脳内の各部に電極を埋め込まれた人13人の睡眠中の脳活動を観察することによって、人においても、「局所的に覚醒」あるいは「局所的に睡眠」している場合がかなり頻繁に見られることを示した。[*3] 特に、覚醒時に多く使った脳の領域は睡眠時に強いデルタ（δ）波成分が見いだされ、深く眠っていることがわかっている。

第1章で述べたように、脳は覚醒時に行った「学習」を最適化するために、徐波睡眠をとる必要がある。そして、たくさん使った部分ほど深い睡眠をとるのである。つまり、実は、睡眠は脳全体に起こるグローバルなものではなく、局所的に起こるものだったのだ。こうした脳の一部で局所的に見られる睡眠を「ローカルスリープ」という。

睡眠の深度は睡眠が長くなるにつれてだんだんと浅くなっていく。最初の睡眠単位では、ステージ3や4のノンレム睡眠が見られるが、次の睡眠単位からはそれが見られることが少なくなり、睡眠が浅くなっていく。

この睡眠深度は脳波上での徐波の多さ（デルタパワー、つまり4Hz以下のデルタ波の多さ）で決められているのであるが、実は、この睡眠深度が次第に浅くなる現象は睡眠がグローバルな、脳全体の現象から、だんだんと局所化していくことによるものらしいのである（図2－4）。そして、覚醒時にもっともよく使っていた脳の部位が最後まで深い睡眠深度を示すと考えられる。

図2-4　睡眠の時間経過と睡眠の局所化

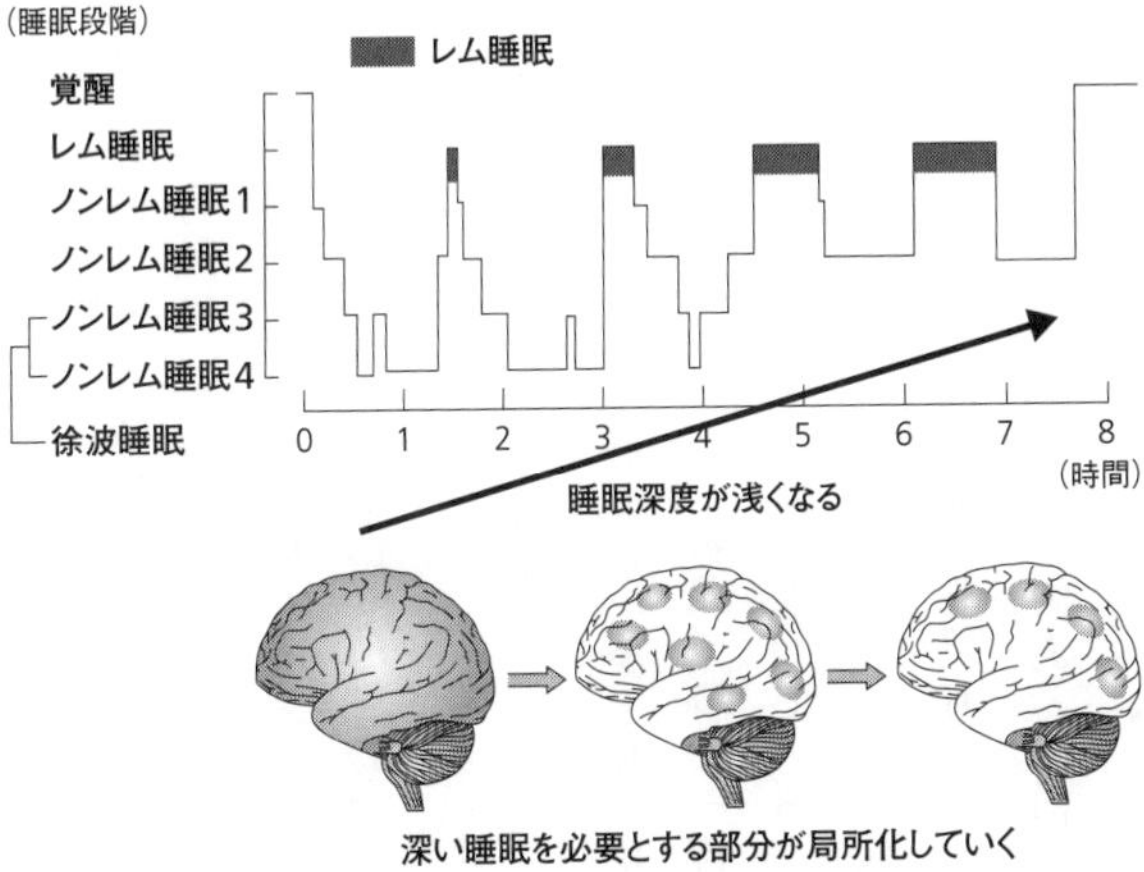

生理的な状態では睡眠圧（眠気）が高いときには、脳全体が深く眠っているが、特殊な状態で、深い睡眠の中でも脳の一部が覚醒するということがあり得る。こうした睡眠中に起こる脳の局所的な覚醒が病的な状態にまで高まって、行動を引き起こしてしまうと「ノンレムパラソムニア」が起こるのだと考えられる。

つまり、前頭前野が深いノンレム睡眠にある状態で、その管理体制がくずれ、大脳基底核や他の運動制御領域が自分勝手に活動して、「行動」が無意識下に発動してしまっているのだ。

たとえば飢餓状態を脳が感じて、「摂食行動」を強力に発動しているときには、睡眠中ですら、摂食行動が引き起こされてしまう。その結果、睡眠関連摂食障害が発動するのである。摂食行動は、全身のエネルギーが足りないときに強力に駆動されるものであるため、睡眠システムによる支配をもふりほどいて作動してしまうので、ノンレムパラソムニアの症状として見られやすいものなのだと考えられる。

睡眠と覚醒の境界線?

このように、長らく睡眠は、脳全体の活動の低下であり、覚醒は脳全体の活動の上昇であると考えられてきたが、近年、脳の一部が覚醒していて、一部が眠っていることがあり得ることがどんどん明らかになっている。それでは、一部が眠っていて、一部が覚醒している人は「眠って」いるのだろうか?「覚醒して」いるのだろうか?

人の人格や意志、自我は、前頭前野に宿っているとされている。そして意識があるのも前頭前野が活動しているからである。前頭前野の背外側部にはワーキングメモリー(作業記憶。図1-10参照)というシステムがあり、まるでコンピューターのRAMのようにリアルタイムで情報を処理して適切な判断を下している。

こうしたシステムが「眠って」いる限り、他のシステムが活動していても、個体全体としては眠っていると考えてよいだろう。つまり夢中遊行のときには眠っていることになる。一方、睡眠不足の人の脳が一部眠っていたとしても、前頭前野がかろうじて活動しているのなら、その人は覚醒しているといってもいいのかもしれない。ただし、能力は大きく損なわれてはいるだろうが。

眠りの世界の芸術家

もう一例、興味深い例を紹介しておこう。英国の北ウェールズ在住のリー・ハドウィンさんは睡眠中に、非常に精細かつ個性に富んだ絵を描く。だが、本人は自分が絵を描いたことすら覚えていない。眠っている間、いろんなものに落書きをしてしまうことに気がつき、寝室にスケッチブックを用意するようにしたという。友人の部屋に泊まったときには、部屋中に絵を描いてしまい、友人に迷惑をかけてしまったこともあった。

彼の睡眠中の脳波からは、深いノンレム睡眠時にも一部で覚醒時に記録されるベータ

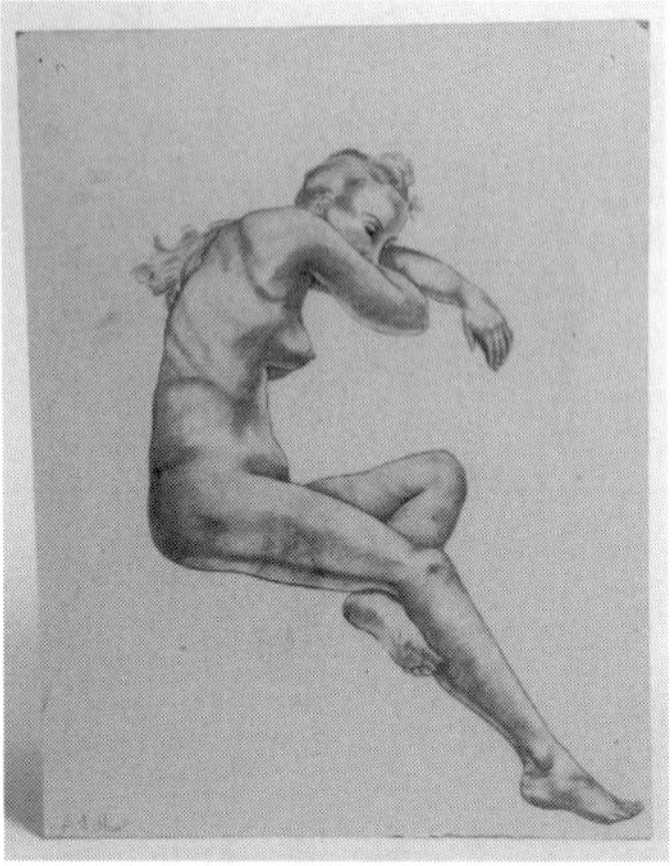

リーさんが眠りながら描いた絵画
©Lee Hadwin
写真提供：JANA Press/ユニフォトプレス

(β)波が記録されており、先に説明したような「脳の一部が覚醒した状態」になっていることが示唆された。

驚くべきことに、彼は覚醒時には決して絵がうまいとはいえず、本人も睡眠中に描いた高度な絵が、自分で描いたものとは信じられなかったという。実際、覚醒時にハドウィンさんは、自分が「睡眠中に」描いた絵を上手に模写することすら困難だったのである。

しかし、睡眠中の彼の様子をビデオに収めた結果、紛れもなくハドウィンさん自身がその精緻な絵を描いていることが証明された。いったい彼はどこで絵を描く技術を習得したのだろうか。しかも、彼は実は同性愛者で恋人は男性なのだが、睡眠中に描いた絵は性的な魅力を発散する女性の絵が多く、本人もどうしてだかわからないのだという。

もしかしたら、睡眠中には別の人格が発動しているのかもしれない。だとしたら、同一性解離性障害（いわゆる二重人格）とノンレムパラソムニアを合併した非常に興味深い例だといえよう。もう一つの人格は眠りの世界に閉じ込められているのかもしれない。

「自由意志」という幻想

このように人の行動は「意識」がなくても起こる。睡眠中にさまざまな行動が起こりうることは、このことを如実に表している。通常、行動は前頭前野によって管理されている。その状況でしてはいけないことはしないように自制するし、しなくてはいけない行動を選んで発動させる。その反面、私たちの行動のかなりの部分は通常でも「無意識に」行われているのである。その究極の状態が「ノンレムパラソムニア」であるといえる。

人は運動するときには、前頭前野の補足運動野や運動前野でリハーサルをして、運動パターンを選び出し、それを実行に移している。しかし、運動パターンそのものは一次運動野および大脳基底核や小脳と脳幹を中心としたシステムが持っているのである。

深いノンレム睡眠のとき、前頭前野の活動がほぼ完全に止まっており、大脳基底核や運動関連領域の活動を管理できなくなっているのだ。その状態で行動が発動すると、覚醒時の「人格」による管理が外れて行動だけが暴走してしまうのである。

最後に挙げた例では、眠っているときに「別の人格」が現れうることが示されている。私たちが、「自由意志」を持って、行動している、と信じていることは幻想なのかもしれない。

繰り返すが、覚醒時には、私たちの前頭前野は、さまざまな行動をとろうとする運動野や大脳基底核の機能を「自己規制」して押さえ込んでいる。そのときに適切な行動を選んでいるのである。睡眠中、こうした束縛から解放されて、脳が暴走したとき、ノンレムパラソムニアの症状が起こるのである。

引用・参考文献

＊1 Wan, X. *et al.* The neural basis of intuitive best next-move generation in board game experts. *Science* 331, 341-346, doi:331/6015/341 [pii] 10.1126/science.1194732 (2011).

＊2 Vyazovskiy, V. V. *et al.* Local sleep in awake rats. *Nature* 472, 443-447, doi:nature10009 [pii] 10.1038/nature10009 (2011).

＊3 Nir, Y. *et al.* Regional slow waves and spindles in human sleep. *Neuron* 70, 153-169, doi:S0896-6273(11)00166-8 [pii] 10.1016/j.neuron.2011.02.043 (2011).

コラム②――睡眠負債（睡眠圧）とツー・プロセスモデル

通常、人は夜間に睡眠をとり、日中は覚醒しているという生活を営んでいる。みなさんはおそらく「体内時計」という言葉を聞いたことがあるだろう。原始的な植物であるラン藻から哺乳類に至るまで、地球上の生物の多くは、ほぼ24時間の生体リズムを持っている。これを「概日《がいじつ》リズム（サーカディアン・リズム）」と呼ぶ。

概日リズムを刻むのは、生物が持っている体内時計である。そして体内時計の本体は「時計遺伝子」と呼ばれる一群の遺伝子の発現の、24時間周期の振動（24時間周期で発現が同期的に変動すること）である。

ほぼ体中のすべての細胞が時計遺伝子を発現していることがわかっているが、視床下部にある視交叉上核《しこうさじょうかく》という部分から発信される信号が、標準時のように全身の時計を同調させている（図2―5）。したがって、哺乳類においては真の体内時計は視交叉上核にあるといえよう。全身の細胞が電波時計を持っており、視交叉上核のマスタークロックから発信される信号で同期されていると考えてみてもいい。

規則正しく繰り返される睡眠と覚醒も、体内時計によって制御されている。しかし実際には、徹夜をしたり、休みの日に睡眠を長くとったりすることもある。われわれは体内時計の支配を超えて、柔軟に睡眠をとったりとらなかったりすることが可能だ。したがって睡眠は体内時計の影響は受けるものの、完全な支配下に置かれているわけではないことがわかる。

また、われわれの眠気の出現や睡眠の深さは、その直前までの覚醒期間の長さや、心身の疲労度の影響を受けることがわかっている。つまり、徹夜したあとの睡眠は長く深くなるのである。

こうした現象を概念的に説明するために、「睡眠負債」（または「睡眠圧」）という言葉がある。覚醒を続けると、どんどん睡眠負債が増えていくことになる。睡眠をとら

図2-5　視交叉上核

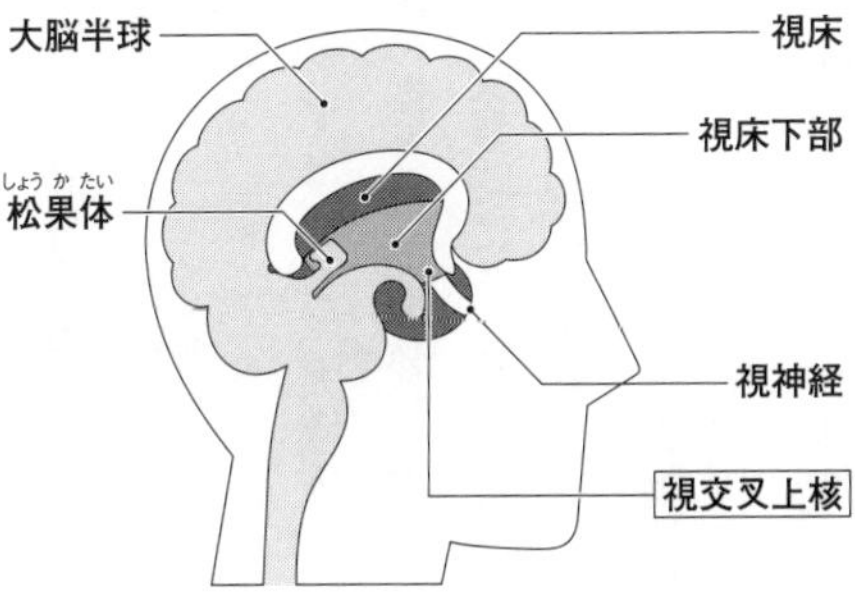

ない時間だけ、負債を生んでいくという考えである。徹夜をしたり睡眠不足になったりすると、普段よりも睡眠負債が大きくなる。そうなると、睡眠を長く、しかも深くとって睡眠負債を清算しなければならなくなる。

しかし、この睡眠負債が、実際にはどんなメカニズムなのか、あるいは物質なのかよくわかっていない。長年、脳内に「睡眠物質」、つまり睡眠を誘導する物質が蓄積していくことと関係があるという説がとなえられてきた。アデノシンという物質がその候補である。

しかし、近年、睡眠負債の実態は、脳脊髄液中の物質などではなく、大脳皮質のニューロン自体の質的変化であるとの考えが有力だ。睡眠の深さは脳全体ではなく、局所的に制御されていることが最近わかってきた。つまり、覚醒時に多く使った脳の領域ほど深い眠りが見られるのだ。本文でも述べたように、これをローカルスリープという。この現象は、脳脊髄液中の睡眠物質の蓄積では説明ができない。睡眠物質は脳全体に影響を及ぼすはずだからである。

第1章末のコラム①で述べたように、覚醒を続けていると脳内のシナプス強度はど

図2-6　ツー・プロセスモデル

このモデルでは、睡眠負債（S）と体内時計からの覚醒シグナル(C)の2つの要因を考える。体内時計は視床下部の視交叉上核にあり、全身の細胞にある時計をコントロールしている。体内時計からの信号は、脳幹の覚醒システムにも刺激を与えて昼間の覚醒を支える。一方、Sは、覚醒が長く続くほど脳内に蓄積されていく。このCとSの要因の相対関係で、シーソーが覚醒か睡眠のどちらかに傾く。

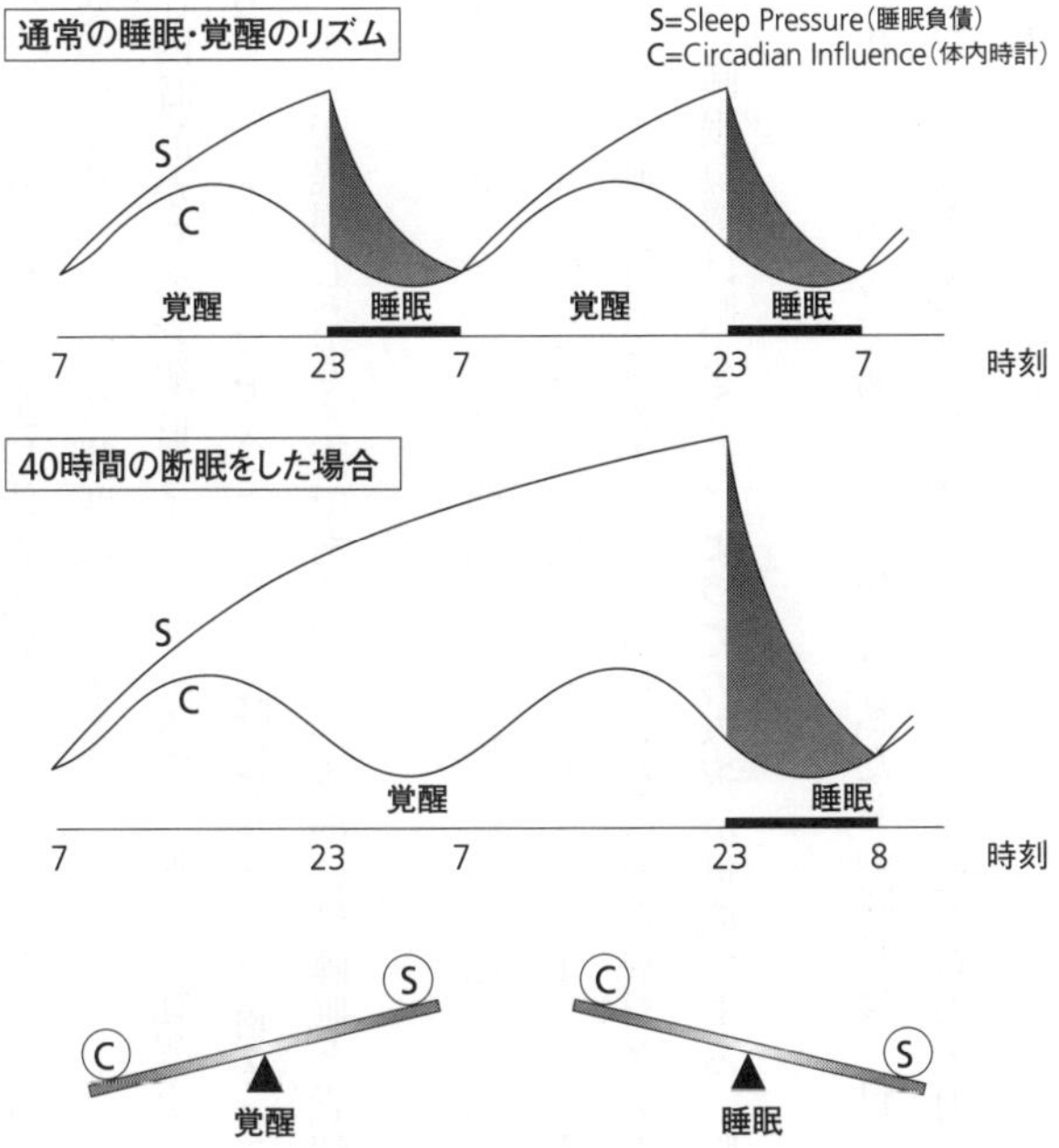

んどんと強まっていく。これこそが睡眠負債の実態なのではないかという考えだ。睡眠中、シナプスは最適化され、シナプス強度は低下する。

この睡眠負債と体内時計からの覚醒信号のバランスで、睡眠と覚醒を説明しようというセオリーがある。「ツー・プロセスモデル」と呼ばれている（図2−6）。これは、1984年にボルベイらが提唱した考え方であるが、基本的には睡眠と覚醒の関係をよく説明できる。

体内時計に端を発する覚醒シグナルは昼間強いが、夜になるに従って弱くなる。一方、覚醒中、睡眠負債がたまっていく。この両者のバランスをシーソーのように考えてみてほしい。夜になると睡眠負債は増えて、体内時計からの覚醒シグナルが弱くなるので眠りが訪れる。睡眠負債は眠ることによってのみ返済可能である。眠れば眠気は解消される。

これは極端に単純化したモデルであり、実際には私たちの睡眠は、自分が置かれた環境によってもきわめて大きな影響を受けている。この環境からの入力という視点が、このモデルには欠けているといえる。

第3章　夢と狂気

この章では、第1章や第2章のように特定の症例や事例を取り上げることはしない。みなさん自身がその事例である。夢を見たことのない人はいないと思う。そう、この章のテーマは「夢」である。みなさんにとって、印象に残っている夢はどんなものだろう。昨夜はどんな夢を見ただろうか。みなさんの夢のことを思い出しながら読み進めてほしい。

夢は未来の予測図？

古来、夢は人々の想像力をかきたててきた。古代エジプトの王は、夢を神の啓示としていたという。また古代では、洋の東西を問わず、夢解きの専門家が存在し、重要な役割を担っていた。

ギリシャでは、ゼウスなどの神々によるメッセージが夢として王に伝えられると考えられていた。かのアレキサンダー大王は、遠征に向かうときには、必ず夢解きの人物を従えたという。

わが国でも『蜻蛉《かげろう》日記』や『更級《さらしな》日記』には、他者の依頼を受けて夢を見る夢見法師の存在や、夢解きを専門に行った陰陽師《おんみょうじ》の存在が記されている。『古事記』『日本書紀』『風土記《ふどき》』などには、神のお告げとしての夢を受ける「神床《かむとこ》」の儀式についての記載がある。

夢の内容は実世界の経験とはかけ離れている場合も多い。そのため、夢は未来を予測するものであるという考えもなされた。「夢占い」「初夢」など、現在でも、夢は未来の予測図であるという考え方は生き残っている。

一方、アリストテレスは、夢とは、睡眠に入る前に受けた刺激が、脳にかすかに残存していたものが現れた結果であると考えた。これは、その真偽のほどは別としても、初めての科学的な夢の解釈であるともいえる。

夢に魅せられた芸術

このように、古来、人は睡眠と夢の神秘さに目を向けて、その不思議な現象に思いをはせてきた。「夢」という言葉が入る名言も多い。芸術や思想の材料に夢が取り上げられることも多い。

レオナルド・ダ・ヴィンチは、睡眠と夢に強い興味を持っていたという。文学において

20世紀最高の傑作といわれるマルセル・プルーストの『失われた時を求めて』には、夢や睡眠に関する記述がたくさん出てくる。

わが国の作品を見ると、夏目漱石の『夢十夜《ゆめじゅうや》』は「こんな夢を見た」という書き出しで始まる幻想的な10の小品からなっている（作品の詳細は第6章参照）。映画にも黒澤明による文字通り『夢』という作品がある。この作品もオムニバス形式をとっており、漱石の『夢十夜』からインスピレーションを受けて製作されたものではないかと思う。

絵画においてもダリやマグリットなどシュールレアリスムの画家たちは、夢に触発された作品や夢をテーマにした作品を多く残している。

音楽の世界もしかり。ベルリオーズの傑作『幻想交響曲』の終楽章「ワルプルギスの夜の夢（サバトの夜の夢）」は、まさに筆者の持っている夢のイメージに見事に符合する（作品の詳細は第6章参照）。

最近では、２０１０年公開のクリストファー・ノーラン監督の大ヒット作『インセプション』という映画が、夢をテーマにした作品だった（作品の詳細は第6章参照）。この作品の中では登場人物は、夢の中でさらに夢を見る、つまり夢に夢を重ねた「多階層構造」

の夢を見る。

こうした複雑なシチュエーションの中でこの映画を鑑賞している人は、何が現実で何が夢なのかを考えさせられながらストーリーを追うことになる（ちなみにこの物語の中では眠りに落ちるとすぐに夢を見るようだが、現実には精細なビジョンを含んだ夢を就眠直後に見ることはあまりない。こうしたストーリー性のある夢を見るのはレム睡眠中であるが、健康な人では就眠後にすぐにレム睡眠に移行することはないからである。つまりノンレム睡眠がしばらく続いてからようやくレム睡眠が現れるのである）。

『インセプション』はイマジネーションに富んだファンタジーではある。だが、私たちが見るさまざまな夢も、それに負けないくらいの力作ではないだろうか。危機一髪の場面で自分を救ってくれたのは大好きなアイドルだった——スリル満点なアドベンチャーストーリーが繰り広げられる中、憧れの人が登場する——などなど……自分の想像をはるかに超えた展開になることも多い。

「夢」は、明るい希望の意味で使われることもあれば、幻想的なイメージもあり、不吉なものとして語られることもある。とても不思議な概念だといえる。

夢は、私たちの生活に彩りを添えてくれることもあるし、時には悪夢にうなされることもある。子どもの頃、怖い夢におびえた人も多いかもしれない。楽しい夢を見て、その余韻に酔いしれることだってある。夢という不思議な空間に繰り広げられる不思議な世界は、いったい何を意味していて、どんな機能があるのだろう。

フロイトの「夢判断」

フロイトは、夢を自らの願望や欲望が現れたものだと考えていた。そして、夢は満たされぬ欲望が精神を破綻させることがないように「ガス抜き」の役割をしていると考えていた。いわば、夢の中で欲求を満たすことにより、精神の健康を保っているというわけだ。

フロイトは、またその著書『夢判断』の中で、夢の内容はその人の精神状態を反映しているとの考えを示した。夢の素材が記憶からつくられていること、そしてその内容は無意識的に引き出されているとの考えは、現在でも納得のできるものである。しかし、フロイトは、夢を「潜在的な願望を充足させるものである」とした。

しかし、夢は決して、私たちの願望を満たしてくれるようなものばかりではない。むしろ、不安や恐怖、焦燥感などが表現される場合が多いのではないだろうか。なにものかに追いつめられる、心配していたことが起こる、何かに失敗するといった夢こそが多く見られるものなのである。

また、「全く夢を見ない」という人もいる。フロイトが言うように、夢に「欲求不満のガス抜きによって精神の健康を保つ」作用があるのだとしたら、夢を見ない人は精神に影響を受けるはずだ。しかし、彼らには、何の異常も起こっていないではないか。それでは、これらの夢にどんな役割があるのだろうか？　現在の神経科学に基づいて夢の世界を分析してみよう。

平板な夢、複雑な夢

夢にはその性質から分けて大きく2つのタイプがある（図3―1）。ノンレム睡眠中に見る夢と、レム睡眠中に見る夢である。入眠時など、浅いノンレム睡眠時に見る夢は、身体の運動感覚を主とした単調なものが多い。

電車で居眠りをしながら、眠りに落ちて力が抜けたとたんにはしごから落ちる夢を見る、昼間に乗り物に揺られた日の夜に、船で揺られているような夢を見る、テレビゲームに興じた夜にゲームでの映像が夢に出てくる……などはノンレム睡眠の夢である。

あまり複雑なストーリーや感情は伴わない。また、ある程度感覚入力やその日の感覚記憶に応じた反応をしているのである。

一方、レム睡眠は夢をさかんに見ていることが知られている。ポリソムノグラム（第1章末のコラム①参照）をとりながら、レム睡眠のときに覚醒させると、ほとんどの人は「夢を見ていた」と言う。このときの夢は、奇妙で感情を伴うようなストーリーのものが多い。「夢らしい」夢である。

図3-1　夢の種類

夢
- **ノンレム睡眠時に見る夢**
  - 平板な内容
  - 船に乗りながら波に揺られている
  - 階段から落ちる　など
- **レム睡眠時に見る夢**
  - 奇妙かつ複雑なストーリー
  - 感情に訴える内容

特に、誰かに追いかけられる、試験などで失敗する、大切にしている物が壊れるなど、不安や心配、恐怖などの感情と密接に関係する内容が多いようだ。もちろん、逆にすごく楽しい夢もある。共通しているのは、感情が強く揺さぶられる内容であることである。

もう一つ、夢の特徴として、論理的におかしなことが起こるということが挙げられる。

しかも、見ている本人は、そのことを少しもおかしいと思っていないのである。

そこでここでは、レム睡眠時の夢の持つこれらの特質がどのようなメカニズムで起こっているのかを考えてみよう。つまり、①夢のストーリーが奇妙なのはなぜか、②感情を揺さぶられるようなストーリーが多いのはなぜか、③夢はなぜ記憶に残りにくいのか、という点である。そして、さらに④夢の役割は何なのか、ということを考えていこう。

夢を創る脳のメカニズム

まずは、夢を引き起こすメカニズムを考察してみよう。レム睡眠時には睡眠中にもかかわらず、脳波の上では覚醒時とよく似た、低振幅の速い波が記録される（第1章末のコラム①参照）。これは、レム睡眠のときには、覚醒時と同様に大脳皮質がさかんに活動していることを示している。

眠りのステージについて、もう一度おさらいしてみよう。覚醒からノンレム睡眠に移ると、脳波はだんだん振幅が大きくなり、周波数は遅くなる。これは、大脳皮質の神経細胞がだんだんと同期して活動するようになっていることを示している。脳がアイドリング状態に入ったのである。

レム睡眠に移行すると脳は再び活動する。しかし、全身は動かない。身体を麻痺させる機構が働いているからである。クラッチを切ったままエンジンを空ぶかししているような状態がレム睡眠なのだ。

さらに、脳のどの部分が活動しているかを三次元的に画像化して解析できるシステム、PET（陽電子放出断層撮影）やfMRI（機能的磁気共鳴画像）などの脳機能画像解析技術を用いることにより、脳の各部の活動を三次元的な画像としてとらえることが可能である。こうしたシステムと脳波を同時記録することにより解析したレム睡眠時の脳を見てみよう。[*1-4]

レム睡眠中は、覚醒のときと同様に脳全体に高い活動が観察される。しかし、覚醒時と比べて明らかに違う活動パターンが見て取れる。たとえば、橋被蓋《きょうひがい》、扁桃体《へんとうたい》、海馬《かいば》、視覚連合野（外線条皮質）という部分の活動はむしろ覚醒時よりも高いのである（図3−2）。

これらの部分の機能から夢のメカニズムを考えていこう。

まず、橋被蓋という部分はレム睡眠を駆動する中枢であると考えられている。アセチル

図3-2　レム睡眠中の脳活動

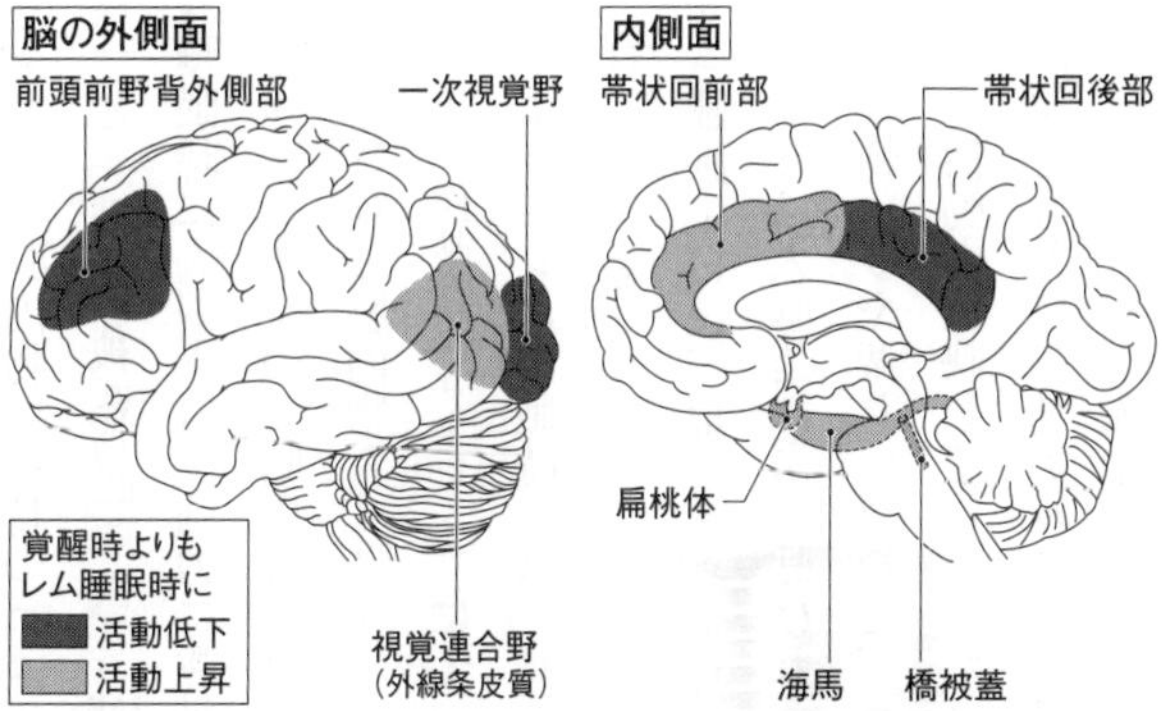

図3-3　覚醒とレム睡眠の比較

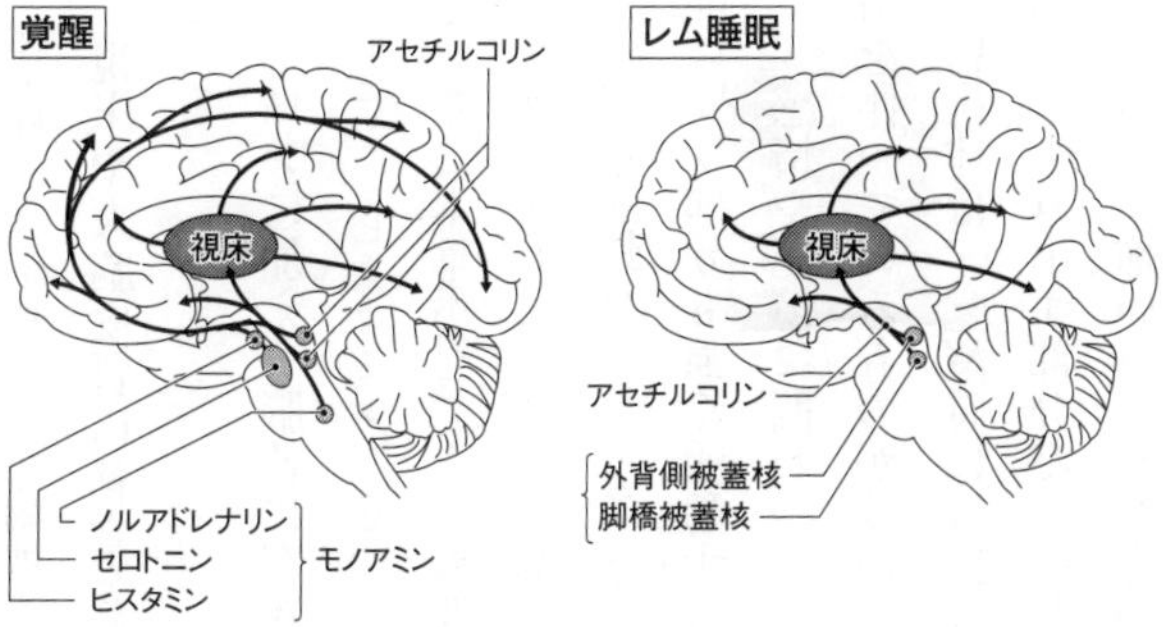

コリンという脳内物質を持つニューロン（コリン作動性ニューロン）が橋被蓋の「外背側被《がいはいそく》蓋核」と「脚橋被蓋核《きゃくきょう》」という部分に存在し、視床や大脳皮質に軸索を伸ばしており、レム睡眠時に大脳皮質を強力に駆動しているのである。

ちなみに覚醒時の大脳皮質はコリン作動性ニューロンに加え、脳幹に存在し、モノアミンと総称される脳内物質（ノルアドレナリン、セロトニン、ヒスタミン）をつくるニューロン（モノアミン作動性ニューロン）によって駆動されている（本章末のコラム③参照）。

このようにレム睡眠時には、覚醒時とは異なるメカニズムによって大脳皮質の活動が刺激されている（図3−3）。このことが、レム睡眠特有の脳の活動パターンをつくり出している。

レム睡眠中には、扁桃体や海馬、帯状回前部《たいじょうかい》という部分も強く活動する（図3−2）。これらの部分は大脳辺縁系と呼ばれる部分の一部で、感情や記憶に関わっている。

夢には怖い夢や楽しい夢など、さまざまな感情を伴っているものが多いが、このことは扁桃体の活動を反映しているのだと考えられる。扁桃体は、覚醒時には感覚系から入ってきた情報をもとに、リアルタイムでさまざまな感情を生み出す部分だ。それがレム睡眠中にも活動して、夢に感情を与えているのである。夢の中で怖い思いや楽しい思いをすることが多いのは、この機能が関係しているのだ。

記憶の断片からイメージを創る

次に、レム睡眠時にやはり高い活動が見られる視覚連合野（外線条皮質）について考えてみよう。この部分は視覚イメージを再構成する機能を担っている。この部分が強く活動していることは、おそらく夢が視覚イメージで構成されていることと関連している。

視覚について少し、詳しく解説しよう。眼球はカメラのような構造をしているが、網膜に映った像はどのように処理されているのだろうか？　映った像がそのまま脳に投影されると考えて

図3-4　半交叉

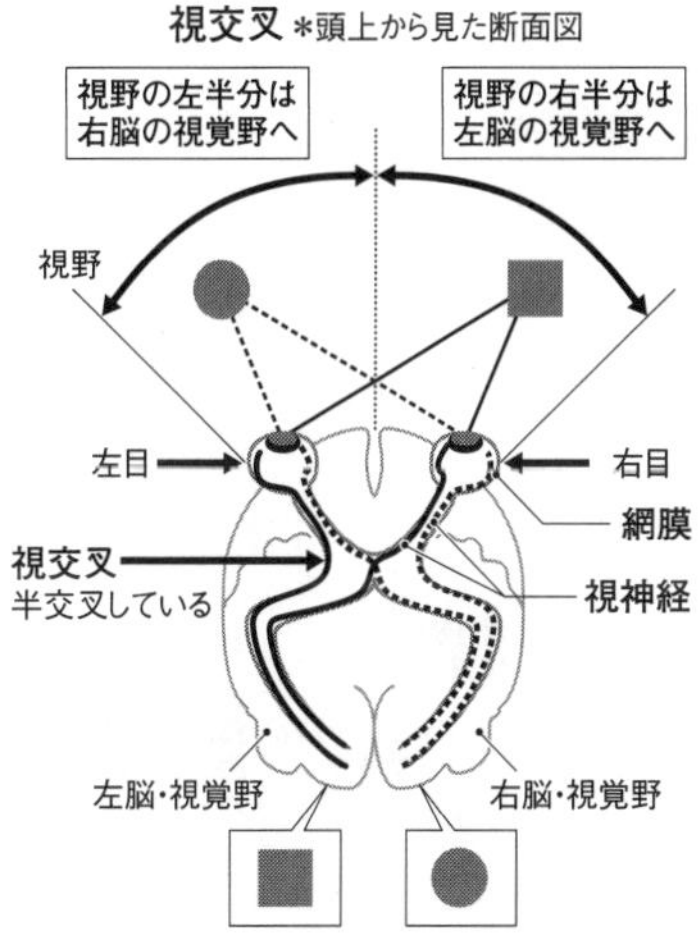

図3-5　大脳皮質一次視覚野のカラム構造

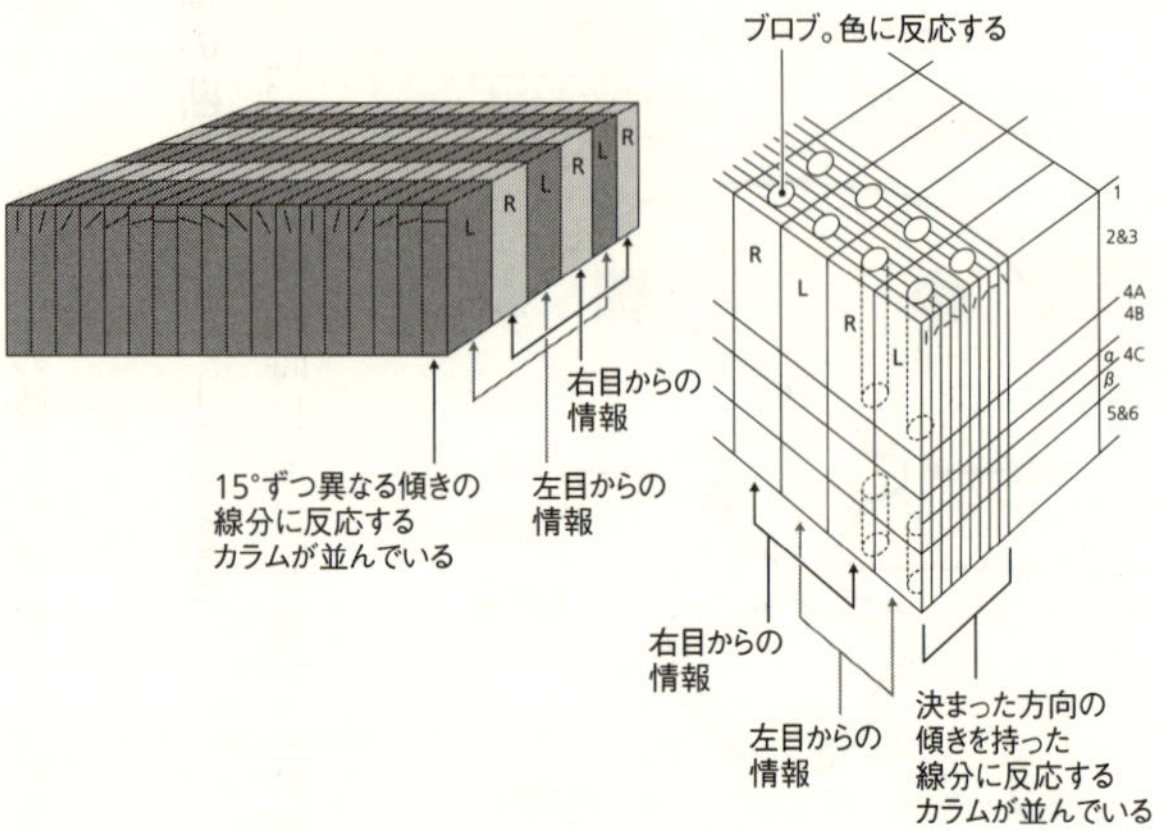

いる方も多いだろう。しかし、実際には視覚系は高度に情報を分解して再構築するというデジタル処理を行っている。

左右の眼球からの入力は「半交叉」という方式で、外側膝状体《がいそくしつじょうたい》の部分に到達する。この部分からさらに、左右の大脳半球の後頭葉にある一次視覚野に到達する（図3―4）。左側の「視野」は右の脳、右側の「視野」は左の脳に入る。一次視覚野（線条皮質）は視覚情報が最初に処理される部分だ。

実は、視覚情報はこの部分までに、線分の傾き、色、明るさ、コントラストなどのいわば「デジタル情報」に分解されてしまう。一次視覚野ではこれらの情報をバラバラにして処理するために、それぞれを処理する構造がマトリックスのように整然と並んで、「カラム構造」と呼ばれる構造を持っている（図3―5）。

このようにデジタル処理された情報は、視覚連合野にて再構成される。この部分で視覚イメージがつくり上げられているのである。いわば、デジタルカメラにおける画像処理エンジンのような役割をしているのだ。

そして、興味深いことにレム睡眠のときには、覚醒時に比べて一次視覚野の活動が低下しているのにもかかわらず、視覚連合野の活動がさかんになっているのである。眠っているときには目を閉じているし、感覚系としての視覚システムは停止している。一次視覚野が活動する必要はないのだ。

しかし、視覚連合野が活発に活動していることは何を意味しているのだろうか。これは脳内にすでに記憶として持っているいろいろな情報を視覚イメージとして構成しているのだと考えられる。覚醒時は、視覚イメージを構成するための材料は、外の世界から目を通してリアルタイムの情報として脳にやってくる。それに対して、レム睡眠中には、過去の記憶断片が視覚イメージの材料を提供しているのだ。

夢のストーリーが奇妙なのはなぜ？

今度は、逆にレム睡眠中に覚醒時と比べて活動が低下している部分について見てみよう。活動が低下しているのは、先ほどすでに述べた一次視覚野の部分や帯状回の後ろ半分（帯状回後部）、前頭前野の背外側部などである（図3－2参照）。ここで注目すべきなのは、前頭前野の機能が低下していることである。

レム睡眠のときに見る夢には奇妙なエピソードを伴っているものが多い。物理的にあり得ないことが起こったり、その場面にいるはずのない人が登場したり。時には、全く別の姿をした人が夢の中では特定の知人として登場したりすることもある。もう亡くなってしまっている人や、歴史上の人物が現れて、あなたと会話をすることだってある。

しかし、夢を見ているときには奇妙だとは思っていない。見たまま、ありのままを受け入れているのである。これは、前頭前野の機能が低下しているため、見ている現象に関して、「おかしいぞ」と疑問に思うことができないためである。

私たちは日常、感覚系を通して入ってくるとてつもない量の情報を脳で処理している。感覚系の情報が脳で処理され、今がいつで、そこがどこで、周りで何が起こっているのか理解しながら生活している。そして、何かおかしなことが起こったら、「なぜだ⁉」と思い、それを解決しようとする。そしてたいていの場合は答えを見つけて、「なるほど!」と納得する。

第2章で述べたように、これらは主に、前頭葉のうち、論理的思考に関わる前頭前野で行われている(前頭葉は前頭前野と運動機能に関わる前頭運動野からなる——図2−1参照)。五感からバラバラに入ってくる情報を整理して、今起こっている現実をリアルタイムで脳内に「構築」しているのだ。

このように前頭葉は、さまざまな情報を理論的な形で統合する機能を持っている。レム睡眠時には、こうした機能が低下しているため、われわれは夢の中の出来事が「おかしい」と思うことがないのである。

「メタ認知」という概念がある。人間が自分自身を認識する場合において、自分の思考や行動そのものを対象として客観的に把握し認識すること、および、それを行う能力をいう。今、自分が思考や行動をしていることを、認識する能力、つまり、「今自分が何かを考えているという事実や、行動しているという事実」を客観視して認知する能力を「メタ認知能力」というわけだ。自分が認知しているということを認知している、あるいは、理解しているということを理解している、知っているということを知っている、といった能力である。

夢においてはこの能力がうまく働いていない。信じられないことがあると、「夢じゃないよね?」と、頬をつねるシーンをテレビドラマやアニメなどで観ることがあるが、実際に夢だったら、そんな判断はできないはずだ。なぜならば、夢の中では現在(夢の中で)起こっていることを「疑う」ということはまずないからだ。

また第2章でも述べたように、前頭前野の背外側部にはワーキングメモリー(作業記憶)と呼ばれる機能がある(図1―10)。この機能は、思考過程において瞬時に何かを覚えて、情報処理に用いる機能である。たとえば言葉を話したり、聞いたりしたときに、主語を覚えておかないと、述語を聞いても言葉を理解できない。簡単な暗算を行うにも、数字を一瞬覚えておくことが必要だ。こうした瞬時の記憶を担っているのが作業記憶である。喩えればコンピューターにおけるRAMのようなものである。

作業記憶は海馬の記憶システムと異なり、瞬時につくられるが、すぐに消えてしまい、また容量も限られている（誰もが瞬時に7桁程度の数字は覚えられるが、それ以上は難しいだろう。また何か考えているときに誰かに話しかけられて、思考がまとまらなくなってしまうことは誰もが経験するはずである。これも作業記憶が限られた容量しか持たず、また長続きしないからである）。

レム睡眠中に脳内で生じた「体験」。しかし、作業記憶をはじめ、前頭前野の機能が低下しているため、夢の中では思考することがほとんどできない。夢の中にあるのは感情と体験だけなのである。記憶システムも機能していないため、夢の直後に目覚めない限りは夢の内容を覚えておくことは難しい。

夢は幻覚であり、ある種の狂気である

時には夢の中で触覚や嗅覚、聴覚、そして味覚までも体験することがある。こうした場合は、それぞれの中枢の活動が意識にのぼってきているのだと考えられる。これらの感覚は当然のことながら現実に起こっていることではなく、幻覚の一種である。

先に述べたように健康な人は、「待てよ、これは何かおかしいぞ」とか、「なるほど、こうなるのか」と自分の周りで起こっている状況を常に検閲しながら、自己の置かれている

立場を認識し、適切な行動をとる。この機構には前頭葉の前半分にあたる前頭前野が重要な役割を果たしている。五感からバラバラに入ってくる情報を整理して、今起こっている現実を「構築」しているのだ。

どうしてこのようなことができるのかは、正確に解明されてはおらず、「バインディング問題」として脳科学における難問の一つであるが、いずれにしても前頭前野は、さまざまな情報を理論的な形で統合する機能を持っている。

しかし、この機能が麻痺した状態で、五感の情報や記憶の情報だけが暴走すると、レム睡眠のときの夢のような奇妙なストーリーが出来上がるわけだ。それこそまさに、妄想であり、幻覚である。しかも、前頭前野の検閲機能が働いていないため、おかしなことが起こっても、「これはおかしいぞ」という疑問も起こらない。私たちは夢の中で毎夜、狂気を体験しているといってもよい。

実際に、夢の中の精神活動は一部の精神疾患に似ている。夢は幻覚だと述べたが、幻覚は一部の神経疾患に見られる症状である。たとえば統合失調症や一種の薬物中毒で見られることがある。統合失調症患者は、自らの脳内にわき上がってくるおかしな思考（妄想）

や幻覚を、「おかしい」と思うことができず、そのまま信じているのである。

これは夢の中の状態に似ている。先にふれたように、レム睡眠中は、モノアミンという脳内物質をつくるニューロンが完全に停止している。実は、これらの物質は、統合失調症やうつ病などの精神疾患と深い関係があるのである。

統合失調症は、主に前頭前野の機能失調であると考えられている。繰り返しになるが、前頭前野が不調だと、感覚系から得られた情報や、思考の論理性を正しく系統立てて解釈することができず、さまざまな妄想や幻覚を来すことになるのである。これは、まさに私たちの見る夢の中での精神活動と同じではないだろうか。

どんなにおかしな考え方も、奇妙な現象も、夢の中では「おかしいぞ」と内省することもできないし、分析することもできないのである。これは、レム睡眠中に前頭前野の機能の一部が停止していることと深く関連している。

夢は「情報漏れ」

現在でも、夢は、何かの霊的なメッセージであり、神の啓示であると考える人は多い。

また、科学的思考をする人の中にすら夢を分析することによって、その人の潜在的欲望や心理傾向が明らかになると考える人もいる。

しかし、現代の神経科学による夢の解釈は以下のようになる。

「睡眠の中でときどき何らかの目的のために脳を再起動する必要があり、そのときの情報ノイズをとらえたのが夢である。フロイトの考えたように夢の中で自己実現をする、あるいは願望を充足させるという役割はないし、夢を分析したところでその人の性格や心理を知ることはできない」

確かに不安が夢にいろいろな形で表れることがあるようだが、決して未来を暗示するよ

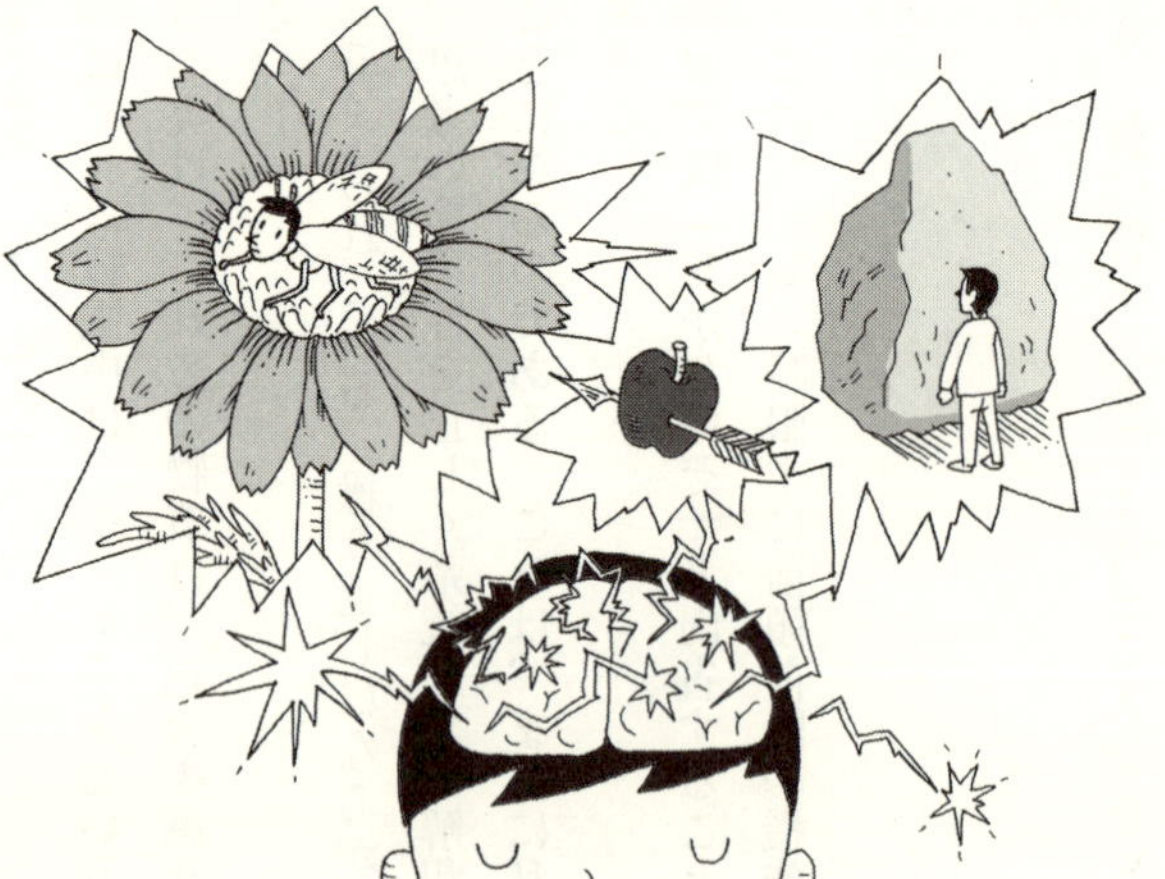

うな意味はない。夢に出てくるのは、われわれの脳が過去に獲得した記憶の断片であるからである。

不安に代表される情動が引き金になって、さまざまな記憶が連想的に引き出されてくることはあるが、そのストーリー自体を分析することには意味はない。その人の持っている記憶断片が、前頭前野の検閲なしに、バラバラに現れたものにすぎないのである。

それでは、夢自体には何の役割もないのだろうか。

夢は何のために見るのだろう？　夢の中では時間関係がおかしなことや、突然場面が脈絡なく変わったりすることも平気で起こる。また、感情を司る大脳辺縁系が強く活動しているため、怖い、楽しいなど、強い感情を伴うことが多い。これは何を意味しているのだろう？

前述したように、多くの睡眠の研究者は「夢は、レム睡眠中に引き起こされた大脳の活動が副次的に引き起こしたイメージが体験されたもの」と考えている。そこで、レム睡眠自体の機能は何かということが、この答えを導くためのヒントとして重要になる。ところが、困ったことに実はこれがよくわかっていないのだ。しかし、ヒントはある。

すでに説明したように、レム睡眠中には扁桃体や海馬、帯状回前部といった大脳辺縁系が活動している。大脳辺縁系は情動と記憶に関係が深い。すごく怖かったことやうれしかったこと、あるいはショックだったことなどは、強い記憶として残っているだろう。このような事項は「覚えておかなければならない」こととして、大脳辺縁系によりタグがつけられ、記憶に深く刻まれる。

ノンレム睡眠は記憶の固定に関係が深いと考えられるが、レム睡眠は、記憶の重みづけに関与しているのかもしれない。夢自体は記憶に残りにくいが、夢を見ているレム睡眠中は記憶の整理を行っている可能性があるのである。

カリフォルニア大学バークレー校のマシュー・ウォーカーは、「睡眠をよくとると〝嫌なこと〟は忘れて、〝良い思い出〟は記憶として残りやすくなる」と言っている。[*5] これなども、レム睡眠時に感情と記憶の関連が整理されていることの表れかもしれない。

ウォーカーらは、さらに、レム睡眠時にストレスに関係する脳内の化学物質のレベルが下がり、ショッキングな記憶に対する感情的な反応をやわらげる作用もあるという。しかし、これらは、「夢の機能」ではなく、レム睡眠の機能ということになる。

夢は、先に述べた理由で、覚えていないことも多いし、覚えていたとしてもおぼろげである。こうしたことから、ある意味、「夢を記憶や意識にのぼらせない」メカニズムが備わっているとすら考えられる。極論すれば、レム睡眠過程の遮断しきれなかった情報が意識にのぼってしまったもの、つまり、「情報漏れ」が夢であるとすらいえるのである。

夢の副産物――自由な発想

本書では「夢は、レム睡眠という過程におけるノイズとして、本来は意識にのぼらないはずの記憶断片が、無意味なストーリー的なものに見えているだけ」ととらえた。筆者はレム睡眠には記憶の整理という役割があるのではないかと考えてはいるが、これは夢の役割ではなく、レム睡眠の役割である。

それでは、夢はノイズであり何の役割もないのだろうか？　おそらくイエスと言っていいだろう。実際、夢を全く見ない（記憶に残らない）人にだって何ら健康上の問題は起こらない。

しかし、人という想像力、創造力を持った動物には、夢が副産物的に大きな役割を果たす場合もある。発想や発見につながる例が少なからずあるのである。

ドイツの生理学者オットー・レーヴィは、神経と神経の間の伝達が化学物質によって行われていると考えていたが、それを証明する方法を長年模索していた。そして1923年のある日、彼は夢の中である方法を思いつき、目覚めるとすぐに枕元の紙に概要だけを書き込みまた眠った。しかし、翌日、詳細が思い出せず長い1日を過ごした。ところが、幸運にも彼は次の日も同じ内容の夢を見た。このとき、彼はすぐに実験室に行って実験に着手した。

カエルの心臓を取り出してリンガー液に浸し、副交感神経である迷走神経を電気で刺激すると、心臓の鼓動は遅くなる。このとき浸してあるリンガー液を別のカエルの心臓に作用させると、この心臓の鼓動も遅くなる。これはリンガー液の中に何らかの物質が放出されて、それがもう一つの心臓に働いたことを見事に証明している。

これは夢ではない！　未明にはレーヴィは、自分が歴史に残る大発見をしたことを確信した。レーヴィは、のちにこの物質が「アセチルコリン」であることを明らかにしたイギリスの生化学者、ヘンリー・デールとともにノーベル生理学・医学賞を受賞した（ちなみにアセチルコリンは脳内物質でもあり、レム睡眠の発現と深く関わっている)。

化学の世界では、ドイツの有機化学者、ケクレが夢の中で蛇が自分の尾を追いかけて輪のようになるのを見て、6個の炭素原子からなる六角形のベンゼン環の構造を思いついたという。

音楽の世界でもイタリアの作曲家、ジュゼッペ・タルティーニは自分のベッドの足元で悪魔がヴァイオリンを弾いていた夢にインスピレーションを得て、『悪魔のトリル』という名曲を書いたといわれている。

19世紀にボストンの機械工、エライアス・ハウはミシンの開発に取り組んでいたが、糸と針をどのようにつくるか悩みに悩んでいた。彼はどこかの先住民に捕らえられている夢を見た。先住民の槍の先がハウの目の前に迫ってきた。槍の穂先の先端近くに目のような穴が開けられていたのを見て、ミシンの原型を完成させたという。

夢の中、つまりレム睡眠中は「理論性」を司る前頭前野が活動を低下させている。そのために、理論的な思考ができないが、逆に発想がその束縛を離れて自由になるのかもしれない。それがこうした柔軟な発想を生んだのだと考えられる。もちろん、覚醒時に普段からあることに打ち込んでいない限り、このような奇跡も起こらないことは確かであろう。

本章では、「夢」についてお話しした。夢はレム睡眠中の脳内の情報整理がイメージとして現れたものである。感情に伴う記憶の整理など精神機能を保つための作業を垣間見ている、という点では、私たちの脳のメンテナンスに関わるものである。フロイトが言うような「夢分析」に意味があるとは思えないが、精神の均衡を保つための作業に関係しているという点では、フロイトの説は正しかったと思う。また、夢が私たちの生活に彩りを添えてくれることも多い。夢がもとになって芸術の傑作が生まれることもあるのを考えてみても、それは明らかだ。ぜひ、夢を楽しんでいただきたい。

引用・参考文献

＊1 Maquet, P. *et al*. Experience-dependent changes in cerebral activation during human REM sleep. *Nat Neurosci* 3, 831-836, doi:10.1038/77744 (2000).

＊2 Maquet, P. *et al*. Cerebral glucose utilization during sleep in Landau-Kleffner syndrome: a PET study. *Epilepsia* 31, 778-783 (1990).

＊3 Braun, A. R. *et al*. Regional cerebral blood flow throughout the sleep-wake cycle. An H2(15)O PET study. *Brain* 120 (Pt 7), 1173-1197 (1997).

＊4 Dang-Vu, T. T. *et al*. Neuroimaging in sleep medicine. *Sleep Med* 8, 349-372, doi: S1389-9457(07)00073-1 [pii] 10.1016/j.sleep.2007.03.006 (2007).

＊5 Walker, M. P. & Stickgold, R. Sleep, memory, and plasticity. *Annu Rev Psychol* 57, 139-166, doi:10.1146/annurev.psych.56.091103.070307 (2006).

コラム③——脳幹による睡眠・覚醒の切り替え機構

これまでに述べてきたように脳には覚醒・ノンレム睡眠・レム睡眠という、異なる3つの状態、いわば「睡眠ステージ」がある。

「睡眠ステージ」の変化を時間に対して表したものを睡眠図といい、この睡眠図から見て取れる睡眠の変化の様子、いわば〝睡眠の形〟を「睡眠構築」という（図1—12参照）。睡眠構築は睡眠単位がいくつか組み合わさってつくられる。

第1章末のコラム①で述べたように、人ではノンレム睡眠は、1〜4の4段階に分けられる。正常な睡眠では、就寝後、覚醒状態が10分から30分ほど続き、まず第1段階のノンレム睡眠に入る。その後、睡眠は第2段階、第3段階、第4段階と深くなっていき、やがて最初のレム睡眠が現れる。

ノンレム睡眠に入ってからレム睡眠が終わるまでを睡眠単位と呼び、通常、ほぼ90分の睡眠単位を4回から5回繰り返して覚醒に至る。睡眠が進むにつれ（後半の睡眠単位ほど）深いノンレム睡眠が少なくなり、レム睡眠の持続時間は長くなる。

しかし、必ずノンレム睡眠が先行するというルールには変わりはない。こうした睡眠・覚醒の変化はどのような機構によって起こるのだろうか。

直接こうしたモード変換に関わっているスイッチは、脳幹という部分にあると考えられている。脳幹とは大脳と脊髄をつなぐ中間の部分で、文字取り脳の幹の部分である。

1949年、ノースウェスタン大学のモルッチとマグーンは、ネコの脳幹の中央部にある「網様体」を電気的に刺激すると眠っていたネコが覚醒することを見いだした。さらに、網様体を破壊するとネコは覚醒することができなくなった。

この現象から、彼らは脳幹には覚醒をつくり出す中枢があり、下位の中枢である脳幹から上位の中枢に向かって（上行性の）信号を出すことによって大脳を刺激して、覚醒をつくり出しているという「上行性脳幹網様体賦活《ふかつ》系説」を提唱した。

現在では、脳幹のニューロンでつくられたモノアミンと呼ばれる一群の脳内物質が軸索にのって大脳全域に運ばれ、そこで分泌されることによって覚醒がつくり出されると考えられている（図3―6）。

図3-6　脳幹からの覚醒シグナル

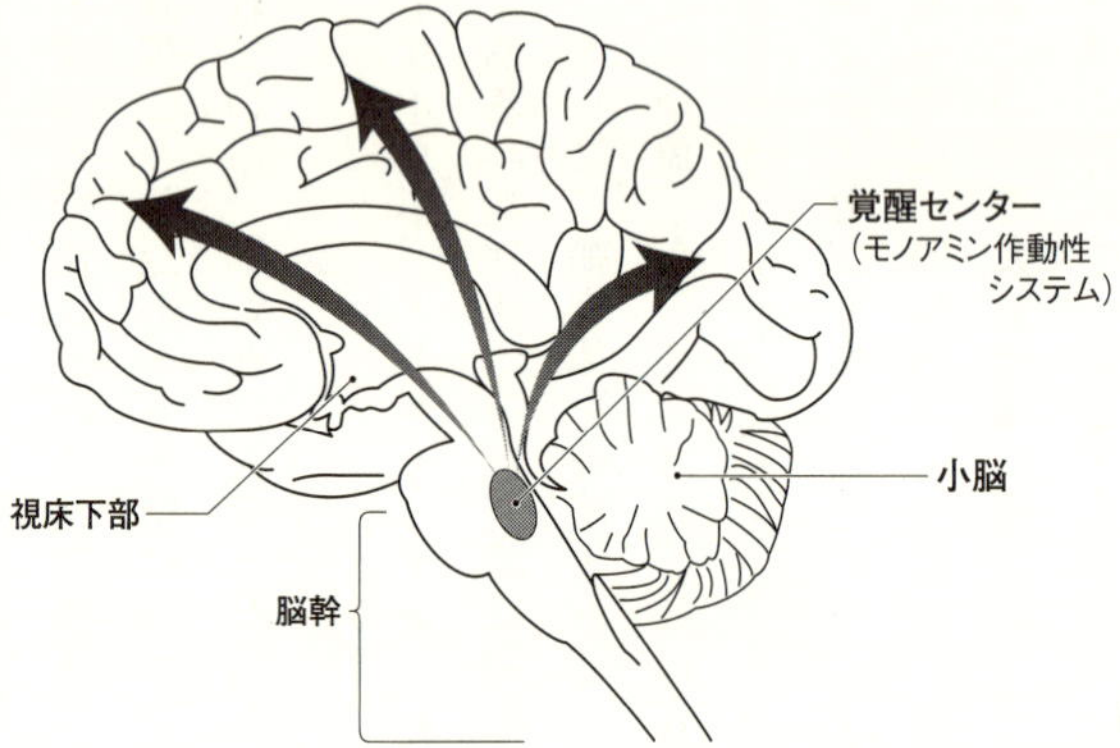

図3-7　コリン作動性システムによって駆動されるレム睡眠

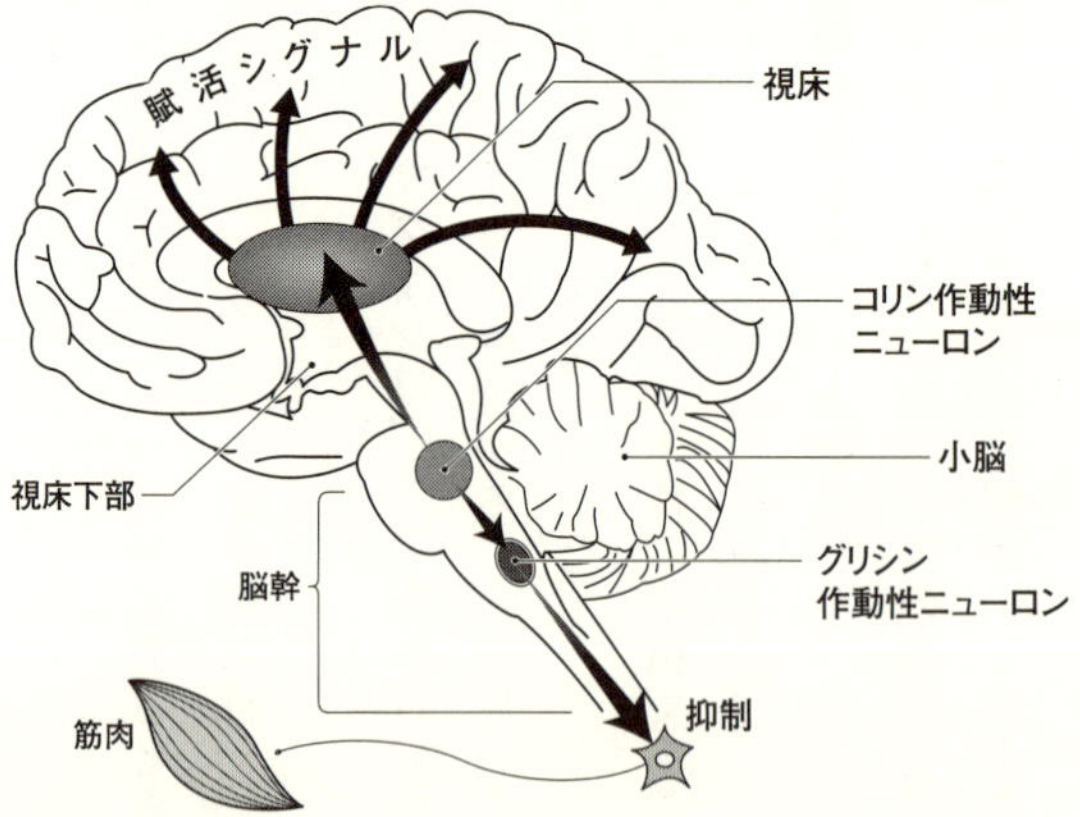

その後、フランスの生理学者、ジュベらの研究により、レム睡眠を引き起こす中枢も脳幹網様体にあることが示された。ジュベは、まずネコの脳幹の「橋《きょう》」と呼ばれる部分の上をすべて切除しても、レム睡眠のときに見られる急速眼球運動や筋肉の弛緩が観察されることを示した。つまりレム睡眠の中枢は橋にあり、この中枢から脊髄に向けて筋を弛緩させる命令が下りていると思われた（実際には脳幹にある別のニューロン（グリシン作動性ニューロン）に信号を送り、そのニューロンがさらに運動系神経を麻痺させる命令を送っている）。

そしてこの中枢からは同時に、上向きに大脳に向けても信号が送られている（図3−7）。つまりレム睡眠でも、覚醒と同じように、脳幹の橋にある中枢から上向きに大脳皮質が刺激されているのである。

ジュベらはさらに、アトロピンというアセチルコリンの作用を阻害する薬物をネコに投与すると、レム睡眠が抑制されることから、アセチルコリンとレム睡眠が密接に関わっていることを見いだした。[*1] さらに、アセチルコリンを脳幹の橋のある部分に局所的に投与すると、非常に長いレム睡眠が誘導できることを示した。このように「アセチルコリン」という脳内物質は、レム睡眠中の筋肉の脱力、そしてレム睡眠自体にも非常に大きな役割を果たしている。

つまり「覚醒」と「レム睡眠」はいずれも、「脳幹によって上向性に駆動される脳の賦活《ふかつ》（刺激）」によって起こる。対照的にノンレム睡眠時には、これらの上向きの刺激システムの機能が低下している。つまり、同じ「睡眠」というくくりで語られるノンレム睡眠とレム睡眠よりも、実は、覚醒とレム睡眠を並べてみると共通点が見えてくることがわかる。

引用・参考文献

＊1 Jouvet, M., Michel, F. & Courjon, J. [EEG study of physiological sleep in the intact, decorticated and chronic mesencephalic cat]. *Rev Neurol (Paris)* 102, 309-310 (1960).

第4章　謎の睡眠病——ナルコレプシー

みなさんは、今「覚醒して」この本を読んでいる。みなさんがこの本を興味を持って読んでいただけている限り、眠りに落ちてしまうことはない。日常、私たちは、覚醒を必要とするときには、「目を覚ましている」という状態を自然に維持することができている。睡眠と覚醒はいわば脳の作動モードである。スイッチを切り替えることができる反面、それぞれのモードを維持する機構も必要である。近年、その機構が明らかになってきた。

「いねむり先生」

伊集院静著『いねむり先生』は、作家、色川武大《いろかわたけひろ》との交流を描く自伝的作品だ。[*1] 妻の病死後、アルコール依存症になり、さらにはギャンブルにおぼれ、すっかり精神的に荒廃していた主人公「僕」は、「いねむり先生」こと色川武大に出会う。日々をただ漫然と過ごしていた彼は、「いねむり先生」の人柄に魅了されていく。

「先生」は酒場で話しているときも競輪場のスタンドでも、どこでも突然眠ってしまうのだった。また幻覚、幻聴にも悩まされていた。実は、「僕」もアルコール中毒による幻聴や幻覚に苦しめられていた。こうして奇妙な連帯感が生まれ、「いねむり先生」の包み込むような優しさにふれながら、主人公は立ち直っていく——。

この作品に登場する「いねむり先生」こと、色川武大は、1960年代から1990年頃まで活躍し、泉鏡花文学賞、直木賞、川端康成文学賞、読売文学賞などを受賞した作家である。純文学としての小説を執筆する傍ら、阿佐田哲也というペンネームで『麻雀放浪記』をはじめ、ギャンブル小説の分野でも多数の作品を残している。実際に、麻雀のプレーヤーとしても有名な存在で、麻雀を単なるギャンブルから知的なゲームの領域に高め、「雀聖」とも呼ばれていたという。

『いねむり先生』の中で描かれている先生、つまり色川武大の姿はある特徴的な睡眠障害の症状を反映している。多くの麻雀仲間からもこんな話がされている。1966年頃から彼は、ゲーム中に自分の番が来るまでに寝てしまい、そのたびに起こされていた。それ以前から、しばしば、突然眠ってしまう「睡眠発作」に悩まされ、やがて身体に力が入らなくなってしまうという、謎の「脱力発作」を呈するようになっていたらしい。

さらに、幻視・幻聴・幻覚にまで悩まされるようになり、自ら精神疾患に罹患してしまったと考え、ギャンブルからは足を洗うとともに、治療費に備えて娯楽小説としてのギャンブル小説を別の名義で執筆することを決めたのだそうだ。

麻雀を通しての交友があった井上陽水氏によれば、彼は、麻雀のゲーム中に突然、眠ってしまう上に、そのときに奇怪な幻覚を見るらしく、猛烈な悲鳴を上げることがあったという。そして、覚めるとマージャンの続きをやり、麻雀パイを握り寿司と間違えて口に入れたりもしたという。

1974年に色川武大は、眠気を主な訴えとする睡眠障害、「ナルコレプシー」と診断されている。もともと痩身の美男子であったそうだが、食生活が乱れ、次第に肥満体になっていったそうである。

彼の遺作ともいえる『狂人日記』には、幻覚に悩む男が描かれている。[*2] ある50代の男が精神病院に入院するところからこの物語は始まる。幻聴、幻覚、悪夢にさいなまれる男。だが、他人は誰も彼の苦しみを理解してくれない。やがて、彼は深い孤独の闇に吸い込まれていく。しかし、彼は、同じ病院の入院患者、圭子と知り合う……孤独と愛情の間で揺れ動く心情が美しく描かれている。作中に、さまざまな幻覚が執拗なまでに頻繁に出てきて、細かくリアルに描写されている。

この主人公は誰かをモデルにしたものではないが、おそらく自らの体験が反映されて描かれていると思われる。ナルコレプシーは、「眠気」だけではなく、こうした「幻覚」をはじめとするさまざまな症状を伴うのである。また、この主人公は、ときどき、全身の力が抜ける脱力発作を起こすということも作中でふれられている。この発作もおそらく作者自らの体験からヒントを得たのであろう。

まれではない病

色川を苦しめていた「ナルコレプシー」とは、いったいどんな病気なのだろう?

1880年、フランスの医師、ジェリノーはひどい眠気を訴える患者を2例経験した。これらの患者は日中に耐え難い眠気に襲われ、どんな場面であっても眠ってしまう。しばらく眠ると普通に覚醒し、すっきりとした顔をしている。また、大笑いをしたり、仕事でうまく取引がまとまったりしたときに、下肢の力が抜けて崩れ落ちてしまうという発作を起こす。トランプで良いカードを引くと、腕の力が抜けて動けなくなってしまったという。このような眠気と脱力発作を来す疾患を、ジェリノーは「ナルコレプシーnarcolepsy」と命名した。
この言葉は、ギリシャ語で「しびれ、昏迷、麻酔」という意味のnarkeと「発作」という意味のlepsisの合成語である。実は、ナルコレプシーにあたると思われる症状は、17世紀にもイギリスのウィリスにより記録されており、おそらくは、それ以前にも存在していたはずである。[*3]
今日では、ナルコレプシーは決してまれな疾患ではないことがわかっている。アメリカでは2000人に1人程度、わが国ではさらに高い頻度で発症するといわれている。「強い眠気」がその主な症状だ。こんな話を聞くと、「私も眠いけど病気なのかしら？」と思う人もいるだろう。
しかし、ナルコレプシーの眠気は、患者になってみない限り理解ができないほど強烈なものだ。困ったことに日常生活の上で、「覚醒しているべきとき」に眠り込んでしまうのである。「覚醒しているべきとき」とは、後述するように自分にとって人生における重要な場面である。眠っていては困るときである。健康な人では、大切な場面では覚醒を支えるメカニズムが働いているが、ナルコレプシーの人ではそのメカニズムに変調を来していると考えられるのである。

感情が高ぶっていても眠くなる

ナルコレプシーの80％くらいは思春期前後に発症する。日本ではちょうど受験が近くなり、夜更かしなどで睡眠時間が減りがちの頃である。そのため、発症しても周囲の人も、いや本人ですら気づかない場合もある。睡魔とたたかいながら、居眠りと共存する状態を普通のことのように思い込んでしまっている場合もあるのである。

ナルコレプシーの眠気は、健康な人ではあり得ないような状況においても容赦なく襲ってくる。授業中や退屈な会議中に居眠りをしてしまうことは、健康な人でもあるかもしれない。しかし、たとえば、授業をしている先生が授業中に突然、強い眠気に襲われ、眠り込んでしまったとしたら？ あるいは、面談中の人が、会話の途中で急に眠り込んでしまったらどうだろう？ 通常はあり得ないが、ナルコレプシー患者にとっては普通のことだ。運転や危険の伴う作業などは、薬物の力を使って治療をしなくては、危なくてやっていられない。

覚醒というのは、本来、緊張感を伴う場面や、感情が高ぶっている場合には自然に保たれるものである。

電車に乗って座ってうとうと居眠りをしていても、健康な人であれば自分の降りるべき駅に着いたら、すぐに目を覚まして降りることができると思う。しかし、ナルコレプシーの患者さんは逆に、降りる駅に着いた、と思った瞬間に眠りに落ちることすらある。

高いお金を払ってやっと手に入れたチケットでお気に入りのアーティストのコンサートに行き、開演したとたんに眠りに落

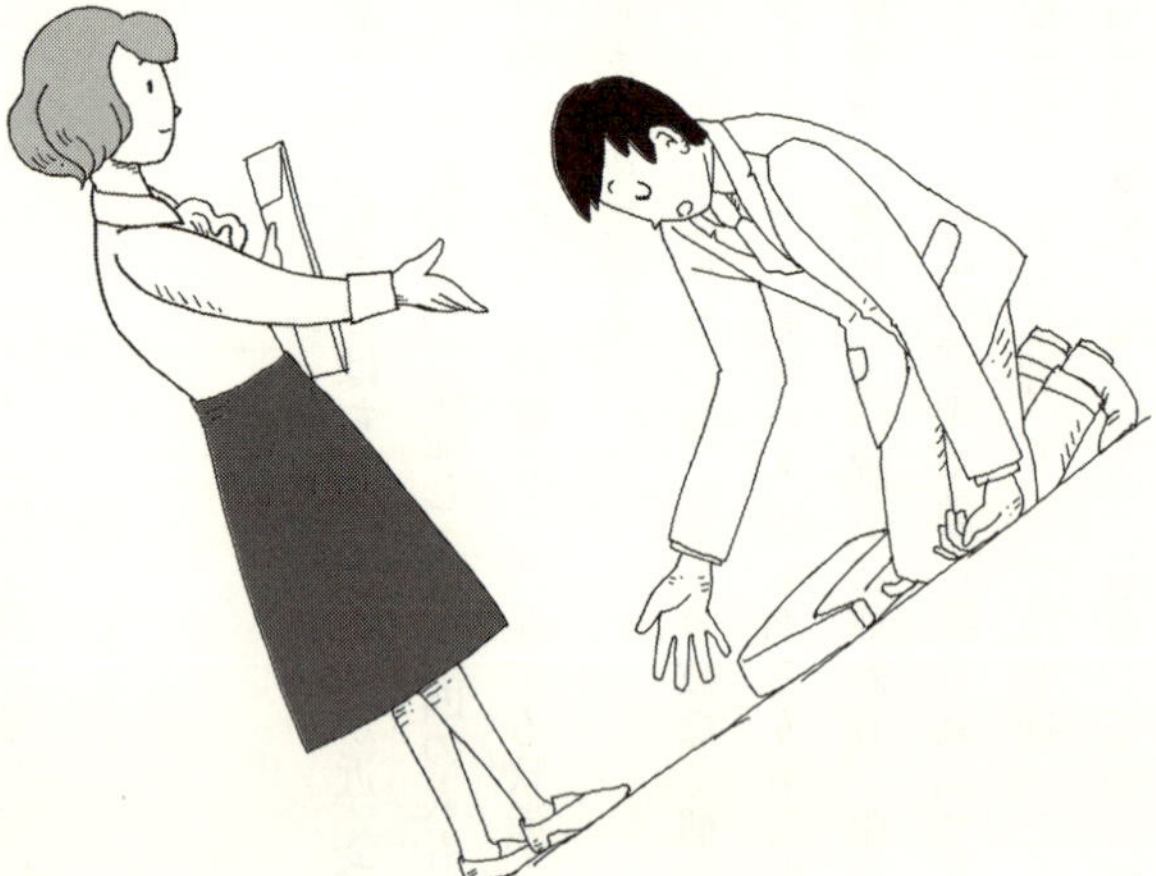

ち、最後まで眠ってしまった……なんてこともある。

つまりこの病気では、健康な人では緊張や興奮など、感情が高ぶって眠れないときにでも強烈な眠気に襲われて眠ってしまうことがある。

もちろん、単なる眠気は、睡眠不足や疲れなどによって誰にでも起こることがある。それでも、ここ一番という場面では目が覚めるはずだ。しかし、ナルコレプシー患者の場合は前日に十分な睡眠をとっていても、1日に何度も、しかもどんな場面でも睡魔が襲ってくる。健康な人なら緊張感や感情の高ぶりで決して眠くならない場面でも強い眠気に襲われ、意思とは無関係にいつのまにか眠ってしまう。

睡魔は時も場所もわきまえず襲ってくる。進学に関わる大事な試験の最中や重要な商談中など人生の重大局面でも、時には歩いている最中や自転車に乗っているときにすら眠ってしまう。眠っても通常は短時間で目が覚め、目覚めた直後には爽快感もある。これは他の過眠症と異なる特徴でもある。しかし、2~3時間もすれば、また耐え難い眠気に苛《さいな》まれる。

図4-1　ナルコレプシーの4大症状

・**日中の非常に強い眠気**：睡眠発作（突然気絶するように眠ってしまう）
・**入眠時幻覚**：寝入りばなに見る鮮明な夢
・**睡眠麻痺**：金縛り
・**カタプレキシー（情動脱力発作）**：気持ちが高ぶったとき全身の力が抜けてしまう

感情が高ぶると力が抜ける

もう一つ、この病気を特徴づける症状にカタプレキシー（情動脱力発作）がある（図4－1）。感情が高ぶったときに、身体を支える筋肉の力が抜けてしまうのだ。

多くは、膝の力が抜けたり、うまく話せなくなったりといった部分的な症状だが、ひどい場合は立っていられなくなって、倒れてしまう。あるいはそのときに怪我をしてしまう場合もある。引き金となる感情は、怒りという場合は少なく、うれしいとき、笑ったとき、自尊心をくすぐられるようなことを言われたときなどに多い。

この症状は、すべてのナルコレプシー患者に見られるわけではないが、80％以上に伴い、また、この症状が見られた場合はナルコレプシーである可能性が非常に高い。

この症状を理解するためには、レム睡眠のメカニズムを考える必要がある。レム睡眠のときには、全身の筋肉が脱力して力が入らない状態になっている（第3章末のコラム③参照）。この機能は夢の中での運動が実際の身体に反映しないように脳幹に備わったシステムによってもたらされているのであるが、このメカニズムが覚醒中の、感情が高ぶったときに誤作動してしまうのである。

冒頭で述べた『狂人日記』にこんな一節がある。

なんのつもりかと思うのと同時に、発作が来ていた。

がくっと膝の力が抜け、瞬時に戻り、またがくっとなる。首が前に垂れ、自由にならず、ショックのたびに前に垂れたままはずむ。身体の方々でばらばらに脱力発作がはじまり、斜めに傾いだ恰好のままでも堪えられず、深い奈落に落ちるように倒れた。小卓の上の魔法瓶や茶碗も一緒に床の上に転がった。どっと感情が激して、魔法瓶を捕まえようとするが、腕はしびれていて手からすぽっと抜けてしまう。

この描写はおそらく、自らのカタプレキシーの体験をもとに描いたものだろう。カタプレキシーの症状が非常によく描写されている。

この症状は、病気とつきあっていくうちにだんだんと軽くなることも多い。また、患者さん自らがこの発作を予見できるようになり、感情をうまくコントロールすることによって発作を防げるようになっていくことも知られている。

寝入りばなに見る鮮明な夢

「強い眠気」と「カタプレキシー（情動脱力発作）」という代表的な症状以外にも、ナルコレプシーには特徴的な症状がある（図4―1）。「入眠時幻覚」と「睡眠麻痺」と呼ばれる症状である。入眠時幻覚とは、寝入りばなに非常に鮮明な夢を見る症状だ。あまりにも鮮明なため、本人も夢だと思っていないのだ。

本書でたびたび出てきたように、健康な人の睡眠ではレム睡眠が見られるのは、通常、長い（60分以上の）ノンレム睡眠のあとだ（図1―12参照）。レム睡眠のときには、複雑かつ奇妙なストーリーを持った夢を見ていることが多い（浅いノンレム睡眠のときにも夢は見るが、ずっと単純な内容である）が、一般には記憶に残るのはその一部にすぎない（図3―1参照）。

しかし、ナルコレプシー患者は、寝入りばなにすぐにレム睡眠に入ってしまうことがある。このときに見る夢は、大脳皮質がまだ覚醒状態に近い状態で活動しているため、非常にリアルで実在感に富んだものに感じられるのだ。

健康な人の睡眠では、レム睡眠は長いノンレム睡眠のあとに起こるので、大脳皮質、特に「意識」を司っている前頭前野の機能がノルアドレナリンやセロトニンなどの覚醒物質の影響から脱しており、活動が低下してしまっている。そのため、認知能力が低下しており、おぼろげな印象しかない。また、夢の中で私たちは、さまざまな出来事を「真実」として受け止めているが、目を覚ませば、それはすべて夢だと認知している。

しかし、ナルコレプシー患者は覚醒状態からの連続でレム睡眠に陥ってしまうという症状があるため、このときに見る夢は、本人すら夢と思えない、現実の中で起こったことと区別のつかない「幻覚」として認知されてしまう性質のものになることがある。色川を苦しめた幻覚は、この症状にあたると思われる。

もちろん、健康な人と同様、夢であることをきちんと認知している場合も多いが、いずれにしても、ナルコレプシーの患者さんが見る夢は非常にクリアかつビビッドで現実感に富んだものになる。

『狂人日記』にこんな描写がある。

たとえば、自分は夢の中で何千何万回となく殺されている。日に何度という頻度でその状況が現われることもある。なぜか、同じ局面をなぞることはない。何万種類の殺され方を味わっているうちに、慣れてきて、局面をこちらが侮ってしまうことがある。設定の秀抜さに戦慄が走ることもある。手術台の上で医者の持つメスや針を眺めているとき、青竜刀が肩から腹に喰いこんでくるとき、蕃人の矢が眼球の黒瞳に刺さってしまったとき、戦慄とともにある深い自足は、あれは何だろう。

こうした夢とも幻覚ともいえる鮮明なイメージが作品中で繰り返されるが、このようなイメージも色川自らの体験がもとになっていると想像できる。

また、入眠時幻覚を見ているとき、多くの場合、通常のレム睡眠と同様に筋肉の力は完全に脱力状態にあり、当人は「金縛り状態」(睡眠麻痺)を体験することになる(詳細は第

5章参照）。健康な人のレム睡眠では前頭前野の活動が低下しているため、金縛りを実感できないが、ナルコレプシーの患者さんの場合は入眠直後に経験するため、金縛り状態を明確に自分で感じ取ることになる。

しかも、入眠時幻覚として見る夢は、たとえば「寝室の窓から知らない人が侵入してきた」「雷が寝室の窓から自分の身体に落ちた」など、現実から連続したリアルな夢であるばかりではなく、恐ろしい内容が多いため、非常な恐怖を感じる場合もある。悲鳴を上げて飛び起きることもある。

ナルコレプシーは睡眠・覚醒パターンの異常

こうしたナルコレプシーの症状は当然のことながら、患者さんに大きな不利益をもたらす。前述のようにカタプレキシーは自らコントロールできるようになる場合も多いが、眠気は全く容赦がない。勉強の能率が上がらず、自分本来の実力が発揮できなくなる。「なまけもの」などのレッテルを貼られてしまうこともある。

さらには、家族ですら病気を理解してくれない場合もあり、周囲がきちんと病気を理解してくれない限り、不利な立場に置かれる。また、ナルコレプシーではうつなどの精神症状や、肥満、糖尿病の合併頻度が高いこともわかっている。そのメカニズムについては後述する。

ナルコレプシーは脳波を含むポリグラフで診断がされるため、「脳波に異常がある」という勘違いも多い。しかし、脳波そのものに異常があるわけではない。「睡眠構築」に異常が見られるのだ。

睡眠構築というのは、覚醒、ノンレム睡眠、レム睡眠の現れるタイミングや順序から判定される睡眠のパターンである（第3章末のコラム③参照）。「脳波をとればわかる」というのは間違いで、一晩眠った状態でポリソムノグラムによる睡眠構築、つまり睡眠の経時的なパターンの同定が診断に必要になる（図4-2、第1章末のコラム①参照）。

実は、ナルコレプシー患者の睡眠自体は、健康な人の睡眠と同様の生理的過程である。ナルコレプシーは睡眠そのものが違うということではなく、睡眠と覚醒の現れ方のパターンに異常がある。

人は通常、1日に1回睡眠をとる。7～8時間ほど連続して眠り、十数時間にわたり

図4-2　健康な人とナルコレプシーの人の睡眠の違い

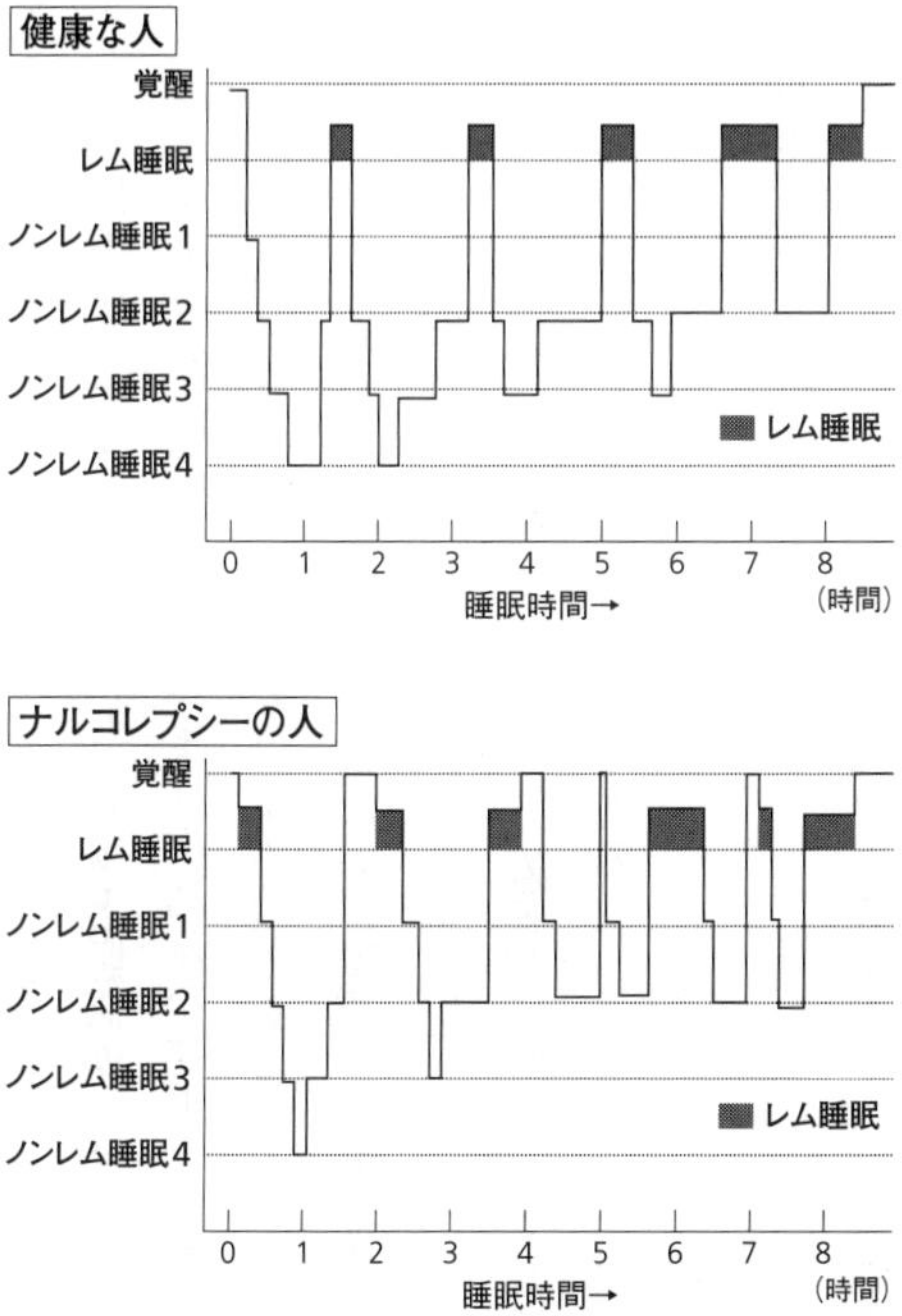

連続して起きている。しかしナルコレプシーの人は1回に長い時間起きていることができず、長い時間眠ることもできない。覚醒と睡眠がこまぎれになってしまうのだ。この睡眠・覚醒パターンの「分断化」、つまり小刻みな睡眠と覚醒の入れ替わりにより、こまめな睡眠が訪れるときに強烈な眠気を呈するのである。

ナルコレプシーは遺伝性の疾患ではない。家族性に発症する例も5％見られるが、孤発性がほとんどである。しかし、体質には関係がある。特定のHLA（白血球表面抗原）遺伝子型を有する割合が、健康な人に比べ有意に高い。[*4] これは、何らかの免疫機序が発症に関連していることを示唆する知見である。

ある脳内物質の欠乏が原因だった

ナルコレプシーは最初の記載から、120年以上「謎の睡眠病」であったが、その原因は12年ほど前に明らかにされた。そのきっかけはこうだ。1998年、筆者はテキサス大学サウスウェスタン医学センターの柳沢教授のグループで研究していたが、そのときに「オレキシン」という新規の脳内物質を発見した。[*5] その1年後に動物実験の結果、オレキシンの機能低下がナルコレプシーと似た症状を引き起こすことが明らかになった。[*6-7] そこで、人でもオレキシンの機能異常がナルコレプシーの原因である可能性が高いと考えられた。

翌年2000年にはこのことが確認され、現在90％以上のナルコレプシー患者で、オレキシンをつくる神経細胞が変性・脱落していることが明らかになっている。ナルコレプシー患者の髄液では、90％以上の割合でオレキシンが非常に低値である（110pg/ml以下）。米国では、2005年以降、髄液中のオレキシンA濃度測定はすでにナルコレプシーの診断に使われるようになっている。[*8]

最初にナルコレプシーとオレキシンの関係が示唆されたのは動物実験の結果からであり、オレキシンが欠損すると人だけではなく、マウスやイヌのような動物でもナルコレプシーを発症することがわかっている。このことは少なくとも哺乳類においては、オレキシンが広く覚醒の維持機構に関わっていることを示している。

オレキシンが欠損することによって、覚醒がうまく維持できなくなる。このことから、健康な人ではうまくオレキシンが機能することによって、覚醒を適切につくり出している

図4-3　オレキシンによる覚醒を制御するシステム

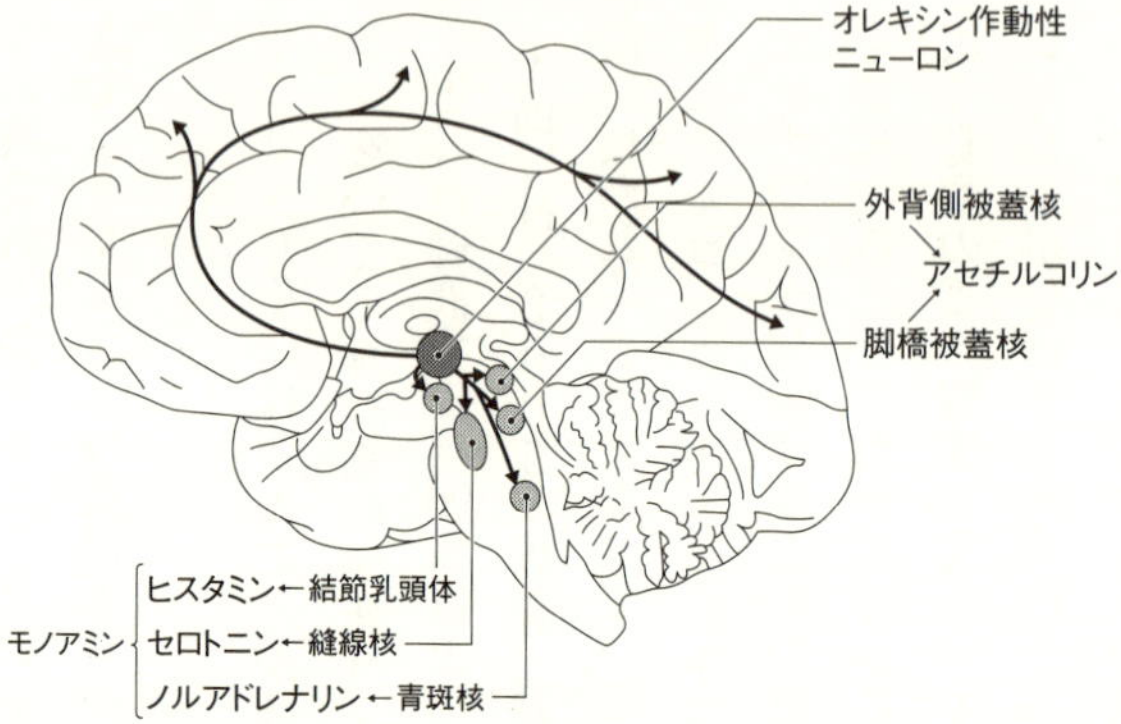

のだと考えられるのである。

　オレキシンは、「視床下部外側野《がいそくや》」という部分のニューロンによってのみ産生されている。このニューロンは、脳の至る所に軸索を伸ばしているが、特に脳幹に存在するモノアミン作動性ニューロンやコリン作動性ニューロンの部分に多く軸索を伸ばしている。先に述べたように、これらは覚醒の制御に重要な役割をしている（第3章末のコラム③参照）。

　そして、一方、オレキシンを受け止めるオレキシン受容体は、ノルアドレナリンをつくる青斑核《せいはんかく》やセロトニンをつくる縫線核《ほうせんかく》、ヒスタミンをつくる結節《けっせつ》乳頭体、およびアセチルコリンをつくる外《がい》背側被蓋核《はいそくひがいかく》という部分に強く発現している。

復習になるがノルアドレナリン、セロトニン、ヒスタミンを総称してモノアミンと呼び、これらを神経伝達に用いるニューロンをモノアミン作動性ニューロンと呼ぶ。つまり、オレキシンは覚醒の制御に関わるモノアミン作動性ニューロンやコリン作動性ニューロンと深い関係がある(図4―3)。

そして、これらのニューロンはオレキシンによって興奮する。すなわち、発火頻度が上昇するのである。要するにオレキシンには、こうした覚醒を司るニューロン群を刺激して、活動を促す働きがあるわけだ。

また、オレキシンをつくるニューロン(オレキシン作動性ニューロン)は覚醒時に活動し、逆に睡眠時には停止していることもわかっている。つまり、覚醒するべきときにモノアミン作動性ニューロンは、オレキシンの助けにより、安定して高い活動性を維持できるのである。

ただし、オレキシンだけが、これらのモノアミン作動性システムを刺激しているわけではない。現実にはナルコレプシーは、睡眠と覚醒のスイッチの切り替えが非常に不安定になり、切り替わりやすくなっている状態である。オレキシンは、スイッチが不適切なタイ

図4-4　オレキシンによる安定化機構

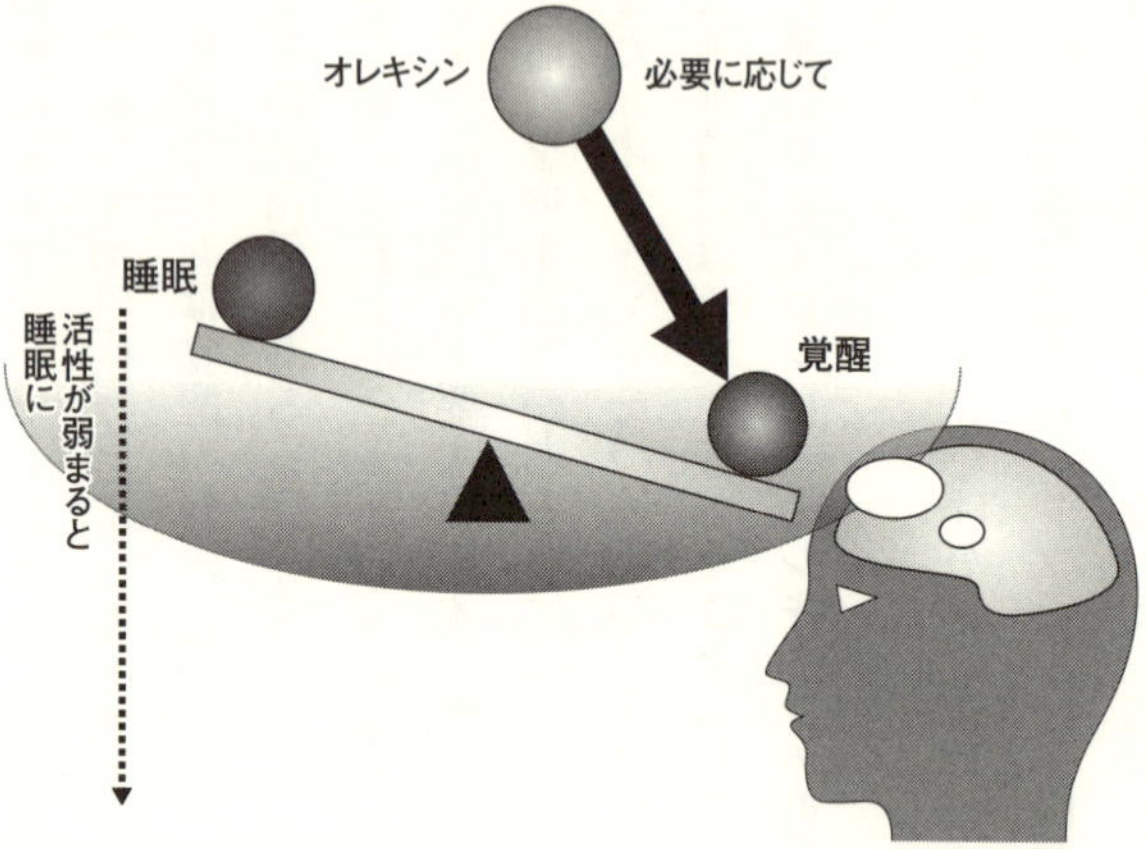

ミングで切り替わらないように、いわば覚醒状態を安定化する、フライホイール（はずみ車）のような働きを持っているのだと考えられる。

オレキシンによる睡眠・覚醒の安定化

オレキシンはどのように覚醒状態を安定化させているのだろうか。睡眠中枢と覚醒システムを、相互に拮抗し合うシーソーのような関係と考えてみよう（図4−4）。

オレキシンは、必要に応じて覚醒システムを強く後押しして覚醒相を安定化する。つまりシーソーの覚醒側に手助けをする物質だと思っていただきたい。覚醒が必要なときには、オレキシンが「覚醒システム」を強力に手助けしてシーソーを覚醒側に傾けるのである。巨人の手がシーソーを下に押していると想像してもいいと思う。そして手を離せば睡眠側に傾く。このシステムにより、覚醒相、睡眠相ともに安定性を確保することが可能になる。

それでは、ナルコレプシーのように、オレキシンがなくなってしまったら、覚醒ができなくなって、ずっと眠り続けるのではないか、と思われる方もいると思う。しかし、そうはならない。神経には「可塑性」という性質があり、一つの機能を失うとそれを補うような変化が生じて、失った機能を補おうとする。そのため、ナルコレプシーでは、オレキシンの助けがなくても覚醒をするために、覚醒に関わる脳幹のモノアミン作動性ニューロンの代償的な変化が生じている。

慢性のオレキシン欠損状態では、モノアミン作動性ニューロンには、オレキシンがなくても十分な神経活動ができるように変化が起きているのである。つまり、オレキシンがない状態に適応するために、オレキシンの下流のニューロンが変化を起こしていることになる。しかし、いかにこうした適応が起こっても、オレキシンはモノアミン作動性ニューロンを安定的に長期間働かせるためには不可欠なものである。

サスティン・ペダルが壊れてしまったピアノを想像してみてほしい。切れ切れの音しか鳴らせない状態になってしまう。あるいはフライホイールのないエンジンといってもいいかもしれない。すぐにエンストを起こしてしまうのだ。これに似て、オレキシンがない状態では、睡眠相・覚醒相ともひどく不安定化してナルコレプシーの病態が現れてしまうのである。

オレキシンは、ピアノのサスティン・ペダルを踏むように覚醒システムを適切なタイミングで維持することにより、「適切に」覚醒が維持される。また、モノアミン系の活動を高めて助けることにより、レム睡眠に移行することを防いでいるのである。

覚醒が必要とされる場面――情動、空腹、体内時計

「適切に」覚醒が維持されると述べたが、まさに、オレキシンは覚醒が必要とされるとき分泌が高まり、モノアミン作動性ニューロンの働きを後押しすると考えられている。そこで、覚醒が必要とされる場面では、オレキシンをつくるニューロン（オレキシン作動性

図4-5　オレキシン作動性ニューロンの活動を高める3つの要素

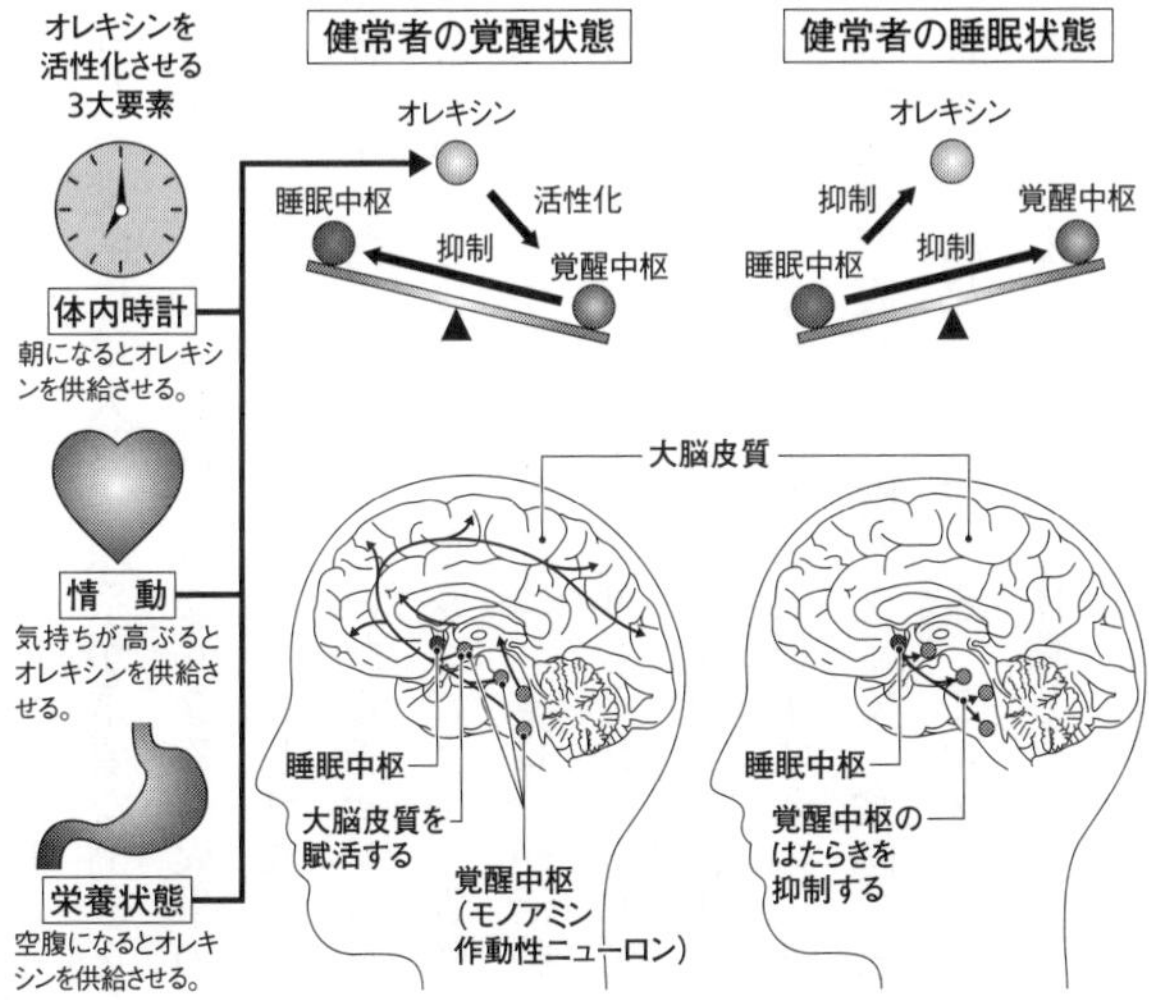

ニューロン）が活動を高めると考えられている。それはどのような場面だろうか。これには大きく分けて3つの要素があると考えられている（図4―5）。

第一に、感情が高ぶったときだ。感情は、大脳辺縁系という部分で制御されている。恐怖や驚きなど、あるいは、逆に興奮するほどうれしいことが起こったときのことを思い出してほしい。交感神経系が活動して心臓の鼓動が速く、かつ強くなる。それと同時に目が覚める思いをする。つまり、覚醒レベルが上がるのである。これは、非常事態に対応する生体反応だ。

こうした反応には大脳辺縁系が重要な働きをしている。このような場面では、覚醒レベルは上がり、眠ることはできなくなる。火事のときに悠長に眠っている人がいないことを想像してもらえばわかりやすいかもしれない。またうれしいことがあると眠れないこともよく経験するだろう。眠っていたらチャンスを逃してしまうだろう。このように感情が高ぶっているときには、オレキシンによって覚醒が途切れることなく維持されるのだ。

第二に、オレキシン作動性ニューロンが活動するのは、空腹時である。血糖値が下がると脳脊髄液中のグルコース濃度もそれに応じて下がる。この脳脊髄液中のグルコース濃度変化は、オレキシン作動性ニューロンの活動に大きく影響を与える。グルコース濃度が下がれば活動が高まり、上がると低下するのである。

この機能は空腹時に覚醒を支えて、食餌を摂るという行動を支えるのに必要であることが動物実験の結果示されている。[*9] このメカニズムは、おそらく人でも同様だろう。満腹になると眠くなることは誰でも体験したことがあると思う。逆に、減量のためにダイエットをしているときに眠れず困ったという人もいると思う。

また、このことは、赤ちゃんを考えてみるとよくわかる。赤ちゃんは1日の大半を眠って過ごすが、ミルクが欲しくなると起きて泣く。そしてお腹がいっぱいになればまた眠ってしまう。

このように栄養状態と睡眠には深い関係があり、オレキシン作動性ニューロンがこの機構に関わっている。野生動物では、空腹になると、餌を探す行動をしなくてはならない。このときは、覚醒レベルを上げて意識をクリアにし、行動をサポートしなくてはならない。餌を探す行動には危険がつきものなのだ。

アリストテレスは睡眠についてこう考えていた。

「人がたっぷり食べると、消化の過程で起こる暖かいガスが、血管に入り、さらには脳内に入り、意識の座である心臓に至り、そこで冷めるときに眠りをもたらすのである」

現代の科学からすると全体的には全くおかしな話ではあるが、彼は、食物と睡眠の深い関係について、気がついていたことがわかる。

オレキシンはこうした食物と睡眠の関係をとりもつ物質でもある。食欲や代謝とも関連が深い。そのため、ナルコレプシーでは、糖尿病や肥満などの頻度が高くなることも知られている。オレキシンには全身の代謝を高くする機能もあるので、なくなってしまうと基礎代謝が低下して肥満になりやすくなるのだ。

そして、オレキシン作動性ニューロンにおける第三の制御因子は体内時計だ。人のような昼行性の動物の場合は、昼間に覚醒レベルが高まり、夜間に低下する。オレキシン作動性ニューロンの活動も、同様な日内変動をしていることがわかっている。しかし、これは、昼間覚醒している「結果」としてそうなっているのか、体内時計からの積極的な信号がそうさせているのかについては、まだよく解明されていない。

なぜオレキシンが欠乏するのか

ナルコレプシーにおいて、どうしてオレキシンをつくるニューロンが死滅してしまうのかは依然として謎だが、自己免疫による炎症が関与している可能性が指摘されている。最近、インフルエンザの感染と関連があるとの報告もされている。

オレキシンの研究によりオレキシンの生理機能がナルコレプシーとの関連から明らかになるとともに、ナルコレプシーの病態生理の飛躍的な解明に結びついたという意義は大きい。このことと同時に、正常な睡眠・覚醒の制御機構の解明にも大きな進歩がもたらされたのである。

現在、この疾患の治療には、メチルフェニデート（リタリン）やモダフィニル、アンフェタミンといった覚醒剤系の薬物が用いられている。これは、覚醒を助けるための対症療法であるが、副作用も強い。また、症状の一つ、カタプレキシー（情動脱力発作）には効かない。カタプレキシーの治療には、抗うつ薬が用いられている（ちなみに、うつ病はモノアミン系の異常だと考えられているが、前述のようにオレキシンはモノアミン系と関係が深いため、ナルコレプシーでもうつの合併の頻度は高い）。

今後研究が進んでオレキシンと同様の作用を持つ薬物が開発されれば、画期的な治療法になり得ることも動物実験の上では実証されている。早急に研究開発が進み、患者さんに福音がもたらされることが望まれる。

引用・参考文献

*1 伊集院静. いねむり先生[単行本]. 集英社.

*2 色川武大. 狂人日記. 講談社文芸文庫.

*3 Mignot, E. A hundred years of narcolepsy research. *Arch Ital Biol* 139, 207-220 (2001).

*4 Overeem, S., Black, J. L., 3rd & Lammers, G. J. Narcolepsy: immunological aspects. *Sleep Med Rev* 12, 95-107, doi:S1087-0792(07)00099-8 [pii] 10.1016/j.smrv.2007.07.010 (2008).

*5 Sakurai, T. *et al*. Orexins and orexin receptors: a family of hypothalamic neuropeptides and G protein-coupled receptors that regulate feeding behavior. *Cell* 92, 573-585, doi: S0092-8674(00)80949-6 [pii] (1998).

*6 Lin, L. *et al*. The sleep disorder canine narcolepsy is caused by a mutation in the hypocretin (orexin) receptor 2 gene. *Cell* 98, 365-376, doi:S0092-8674(00)81965-0 [pii] (1999).

*7 Chemelli, R. M. *et al*. Narcolepsy in orexin knockout mice: molecular genetics of sleep regulation. *Cell* 98, 437-451, doi:S0092-8674(00)81973-X [pii] (1999).

*8 Sakurai, T. The neural circuit of orexin (hypocretin): maintaining sleep and wakefulness. *Nat Rev Neurosci* 8, 171-181, doi:nrn2092 [pii] 10.1038/nrn2092 (2007).

*9 Yamanaka, A. *et al*. Hypothalamic orexin neurons regulate arousal according to energy balance in mice. *Neuron* 38, 701-713, doi:S0896627303003313 [pii] (2003).

コラム④——視床下部による睡眠・覚醒制御

1920年前後、ヨーロッパや北米でウィルスによると思われる脳炎が流行した。それらの患者の中には、こんこんと眠り続ける「嗜眠症状《しみん》」という症状を示す患者が見られた（「嗜眠性脳炎」と呼ばれる）。また、逆にひどい不眠を訴える症例もあった。

ウィーン大学のコンスタンチン・フォン・エコノモ博士は、これらの脳炎患者の脳を調べ、「視床下部」と呼ばれる部分（間脳と中脳との移行部）の前部に病巣がある場合、不眠を来たすこと、そして同じ視床下部の後部に病巣がある場合、嗜眠症状を示すことをつきとめた（図4−6）。

その後、ほかの研究者たちも嗜眠性脳炎患

図4-6　フォン・エコノモの発見

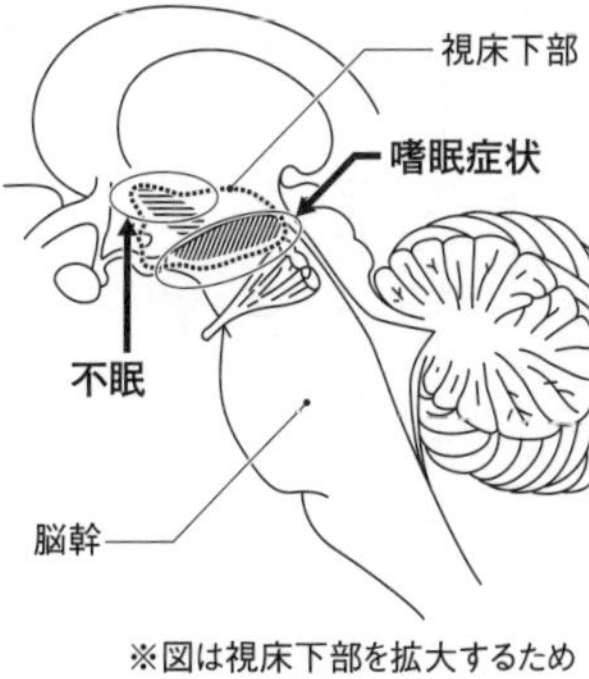

※図は視床下部を拡大するため
脳の一部を示している。

者の病巣である視床下部の後部に、覚醒に密接に関わる部分が存在することを確認している。

さらに最近、フォン・エコノモの観察は非常に正しいものだったことが明らかになった。視床下部の後部には、覚醒に深い関係を持つオレキシンとヒスタミンという脳内物質をつくる神経細胞が存在しているし、視床下部の前部には「視索前野」という部分が含まれ、ここに睡眠をつくり出すシステムが存在していたのである。

視床下部は、動物の「恒常性」を制御する部分である。恒常性（ホメオスタシス）とは、状態を一定に保つ、という意味である。たとえば、恒温動物の体温は気温が変わってもほぼ一定に保たれている。また、血圧や、血液中のさまざまな物質の濃度なども一定の範囲に保たれている。

このように生体のさまざまな機能は、内外の環境が変わってもある範囲の変動に保たれているのだ。こうした恒常性の制御は、自律神経系の機能や、ホルモン濃度の調節によって行われている。

視床下部は自律神経系や内分泌の機能を調整することによって、全身の恒常性を維持している。同時に情動や本能行動にも関わっている。そして、睡眠と覚醒のコントロールにも重要な働きをしている。

それでは、視床下部と、前の章で述べた脳幹による睡眠・覚醒制御システムはどのように関連しているのであろうか。

前述のように睡眠の発現に関わると考えられているのは、視床下部の中の「視索前野」という部分だ。ここには、脳幹のモノアミン作動性ニューロンやコリン作動性ニューロンに情報を送るニューロンが存在する。しかも、これらのニューロンは睡眠時にのみ活動する。つまり脳幹の覚醒システムとは全く逆の活動パターンを見せるのである。

これらのニューロンは抑制性の神経伝達物質であ

図4-7　睡眠を引き起こす視索前野の抑制性ニューロン

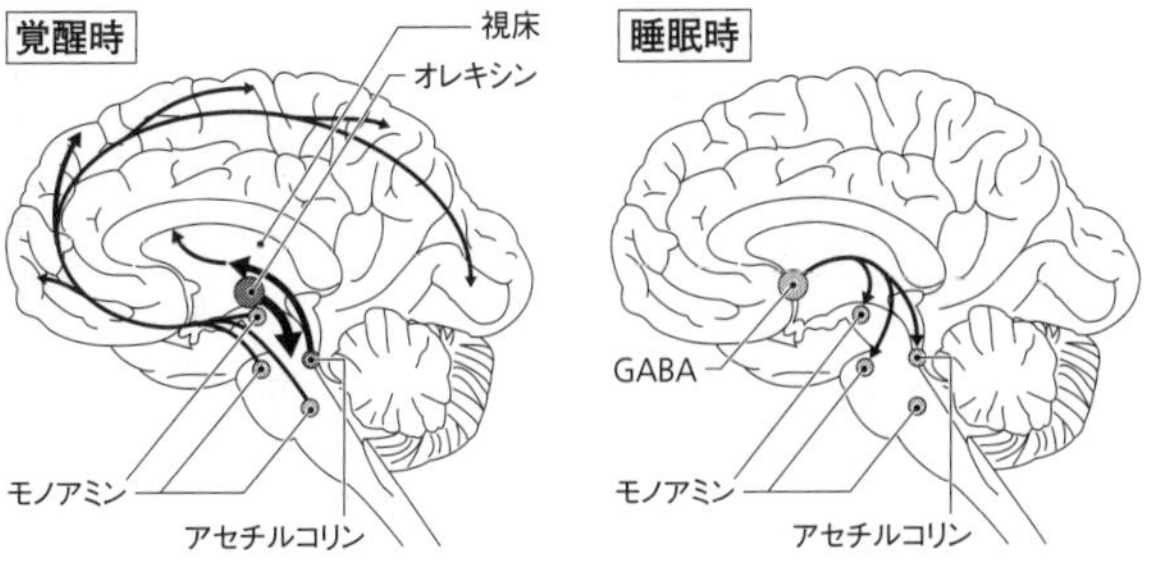

るギャバ（GABA）をつくっており、脳幹の覚醒システムを強力に抑制する。このことによって睡眠が誘発されるとされている（図4－7）。

一方、フォン・エコノモが見いだした視床下部の後外側部（この部分の障害で嗜眠性脳炎が発症する）には、オレキシンをつくる部分が存在する。オレキシンは視索前野の睡眠ニューロンと全く逆に、強力に脳幹の覚醒システムを興奮させる。

つまり視床下部の後外側部には脳幹の覚醒システムに対するアクセルが、視索前野にはブレーキがあることになる。視床下部には脳幹の覚醒システムをオン・オフするスイッチ、あるいは自動車に喩えればアクセルとブレーキがあるということになる（図4－8）。

このように、オレキシンをつくるニューロン、覚醒システムと睡眠中枢は相互に関連し

図4-8　視床下部にある、覚醒を制御するアクセルとブレーキ

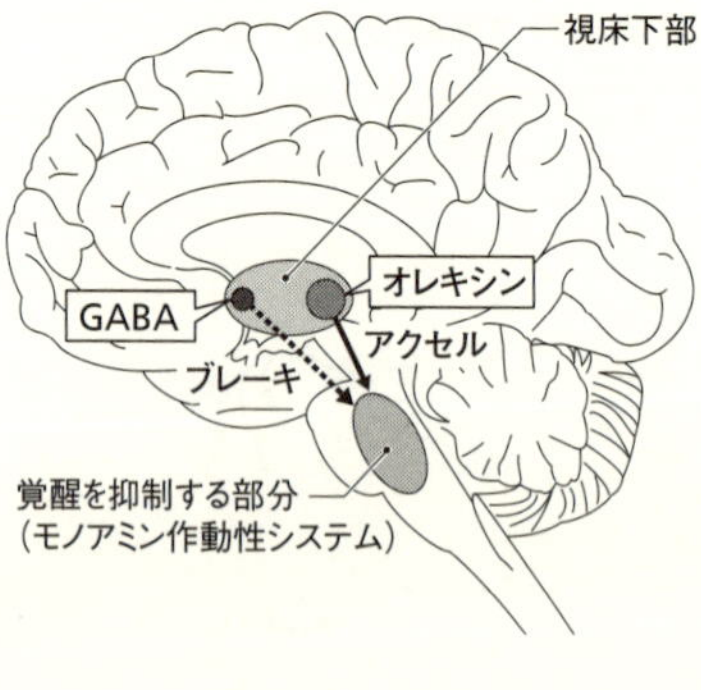

ていることになる。

ここで見てきたフォン・エコノモの発見（つまり視床下部の重要性）も、第3章末のコラム③で紹介したモルッチとマグーンの発見（脳幹に覚醒を制御する部分があること）も、睡眠・覚醒制御系の全体像の中の一部を明らかにしたものであり、最近の研究によりそれらの相互の関係が明らかにされてきたことになる。

第5章　夢か現実か!?——レム睡眠行動障害

みなさんは、夢の中でトラブルに巻き込まれたことがあるだろうか？　何らかの困った問題が起こる内容の夢は、比較的よく見られる。大事な試験のときに筆記用具を忘れてしまった……など些細なこともあるし、親友と喧嘩をした、あるいは誰かに追いかけられる……など、その程度や状況はさまざまだろう。いずれにしても、目を覚まして、「夢でよかった！」と安堵したこともあるのではないだろうか。しかし、夢の中で動かした身体が本当に動いてしまったら、困ったことになる。そうならないように、巧妙なメカニズムが働いている。本章ではその機構について見ていこう。

夢が現実になってしまう!?

ロベルト・シューマン作曲のピアノ曲集『子供の情景（Kinderszenen）作品15』は、彼の代表作の一つである。うち『トロイメライ』と題された第7曲は、ドイツ語で「夢」という意味であるが、8回にわたり姿を変えつつ繰り返される甘美かつ幻想的なメロディーがゆったりと奏でられる名曲である。

終盤、ヘ長調で進行していた曲がやや唐突に、異質なハ長調の和音で最終部分につながれる。この部分、夢から覚めて現実に返る、というイメージを感じる。夢は覚めるもの。そして決して現実ではない。

『トロイメライ』の夢は、「白昼夢」であり、いわゆる夢ではないと思われるが、とにかく私たちが見る夢はこの曲に見られるような平和な穏やかなものばかりではない。第3章でも述べたように、むしろ緊迫感に富んだ異様な光景に彩られるものがほとんどではないだろうか。

私たちが夢でする体験には、焦燥感、失敗、大切にしていたものが壊れる、誰かと仲違いする、失恋するなど、恐怖や不安が影をさすことがとても多い。また現実にはないようなファンタジックなイメージが現れることもある。

しかし、夢の中で、喧嘩をして人を殴ったとしても、大切なものを壊してしまったとしても、仕事に失敗してしまったとしても、現実の世界に戻れば何ら問題に発展することはない。現実は現実として全く別の世界が存在しているはずだ。

英国のロックグループ、クイーンの名曲『ボヘミアン・ラプソディ』（1975年発表、フレディ・マーキュリー作詞・作曲）の冒頭は「これは現実なのか？　それともただの幻か？」というフレーズでスタートする。そして、「現実から逃れることはできない」とつながる。

確かに私たちは、現実から逃れることはできない。一方、夢は「幻」である。幻であれば、なんの問題もない。夢から覚めればいつでも現実の世界に逃げ帰ることができる。夢は、現実とはかけ離れた場であり、その意味では理想的な「現実逃避」の場であるといってもいいかもしれない。

しかし、夢の中の行動が現実に反映してしまったらどうなるだろうか。たとえば喧嘩をしている夢を見たために、ベッドで隣に寝ていた人を殴ってしまったり、家の中のものを壊してしまったり……明らかに現実の社会においても問題に発展するだろう。サッカーをしている夢を見て、ゴールを決めるつもりでベッドの柵を蹴り上げ、足指を骨折したりすれば、自分自身もひどく痛い思いをすることになる。

夢と現実の両方で大暴れ

第2章で説明したように、睡眠中に何らかの行動をしてしまう病気を「睡眠時随伴症」といい、これには、夢中遊行などノンレム睡眠中に起こるもの（ノンレムパラソムニア）と、レム睡眠中に起こる「レム睡眠行動障害（REM behavior disorder; RBD）」というものがある。

レム睡眠行動障害は、夢の中での行動がそのまま身体の動きとなってしまうという病気である。この疾患は、そんなに珍しいものではない。50代以上の高齢者の約0・3％、つまり約300人に1人が罹患しているという報告もある。

実際の症例をいくつか見てみよう。54歳になる会社員、Aさんは、ある夜、隣で安らかに眠っている奥様の左頬を思い切り右フックで殴ってしまった。

「夢の中でクルマを運転していたら、目の前に急カーブが現れて、あわててハンドルを切ったのです。そのとき動かした右腕で妻を殴ってしまいました。もちろん、悪気も全くなかったですし、妻とうまくいっていないとか、喧嘩をしていたなどということも全くありません……」

と彼は、隣に座る奥様を横目で申し訳なさそうに見ながら語った。Aさんは、身長

180センチ、体重90キロの堂々たる体軀《たいく》の持ち主である。学生時代はラグビーで活躍していたという。そんな彼に殴られた奥様は、さぞかし痛い思いをしたに違いない。実はその1週間前にも、彼は、眠りながら妻を殴っているし、その前には、夜中に突然起き上がり、部屋の障子を突き破ったことがあるという。「夢の中でラグビーのタックルをしたのです」と彼は言う。

さらにさかのぼると、実は、Aさんはその前兆のように、しばらく前からしばしば寝言を言っていたという。「助けてくれ！」「あっち行け」などの大声を上げて起き上がることもあった。奥様から「どうしたの？」と声をかけられて目を覚まし、「上司と言い争いをするイヤな夢を見ていた」と答えることがあったという。実際には上司とは信頼関係にあり、うまくやっているというのだが……。

一方、今年50歳になったBさんは、夜中に急に立ち上がり、よろめいて寝室のドアを壊してしまっただけでなく、右足をねんざしてしまった。「おかしな男に追われて、逃げる夢を見ていました」と言う。その前から、真夜中に寝室で大声を上げて軍歌のような歌を歌ったり、叫んだりしている姿を家族に目撃されていたという。

その後、ベッドの上で急に上半身を起こす、ということが多くなり、そのときに目が覚めるということが多くなっていたそうだ。「いつもすごくイヤな夢を見て、思わず身体が動いてしまうのです」とBさんは言う。

Bさんが休日に昼寝をしているときの様子を見た娘さんから「お父さん、うなされているみたいだから、お医者さんにかかったほうがいいよ」と言われていたが、普段、悩みもなく、健康な生活を送っていると思っていたので、そのままになっていた。しかし、今回ドアを壊してしまい、怪我もしたので、受診してみることにしたの

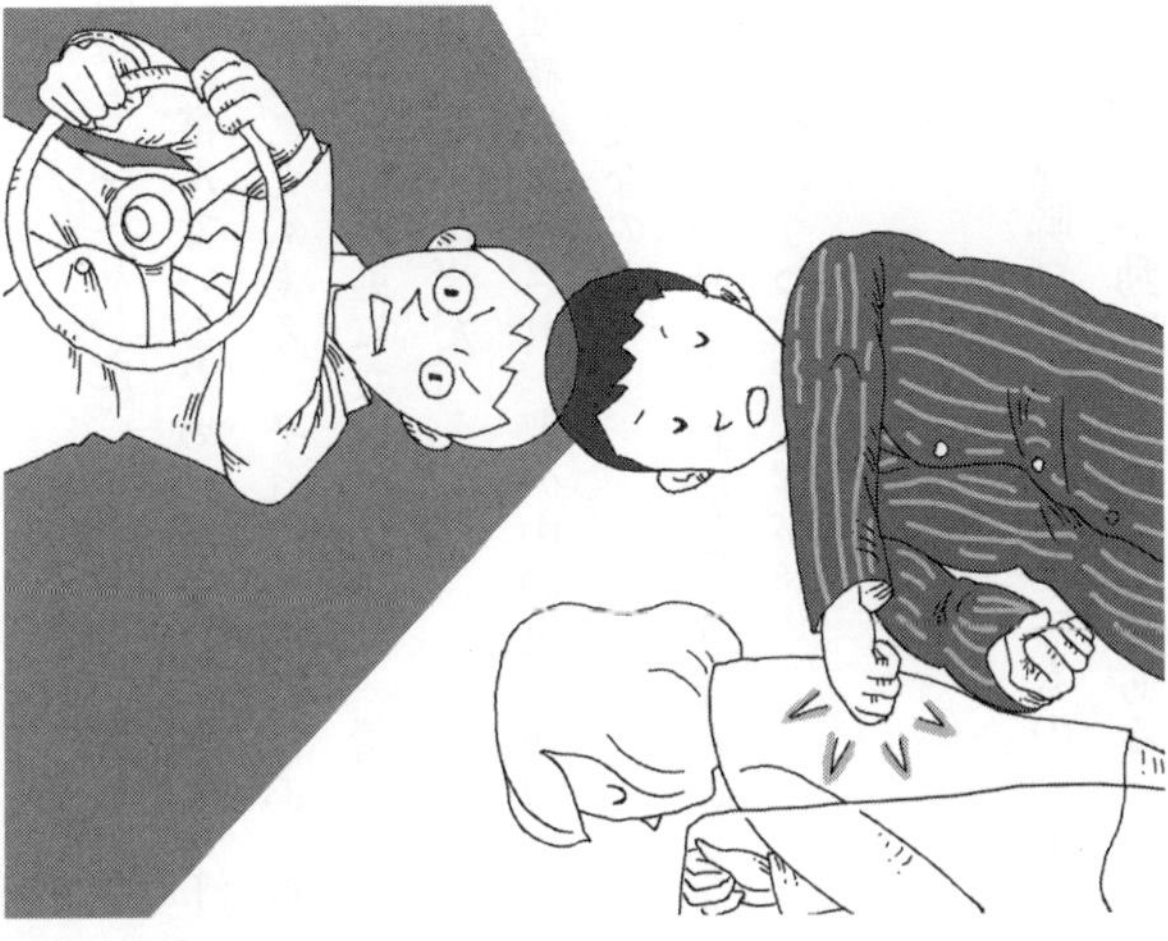

だという。

みなさんも時に夢の中で、大暴れをしたり、喧嘩をしたりしたことがあるかもしれない。第3章でも見てきたように、夢は情動（感情）に富んでいるため、派手なストーリーで構成されていることが多い。言い争いや喧嘩をすることもある。それも現実ではあり得ない形で……。しかし、朝起きて、寝室がメチャクチャな状態になっていたり、隣に寝ている人を殴り倒してしまったり……などということはないはずだ。

何度も言うが、夢の中での世界と現実の世界は明確に区別され、夢の中の世界が現実に入り込んでくることはあり得ない。夢は夢、現実は現実なのだ。

しかし、AさんやBさんは、夢の中の行動が現実に自らの身体を動かし、前述のような事件を起こしてしまったのである。これはいったいどういうわけだろうか。

ノンレムパラソムニアとの違い

問診と検査の結果、AさんとBさんの症状は、「レム睡眠行動障害」によるものであった。レム睡眠中に骨格筋の脱力がきちんと起こらず、身体が動いてしまうのである。ここで間違えないでいただきたいのは、第2章で述べた夢中遊行（夢遊病）などのノンレム睡眠時に起こるタイプの睡眠時随伴症（ノンレムパラソムニア）との違いである。

ノンレムパラソムニアは深いノンレム睡眠のときに起こるが、レム睡眠行動障害はレム睡眠のときに起こる。そしてこの疾患は、レム睡眠のメカニズムを考える上でも非常に興味深いものである。この章ではレム睡眠行動障害とその病気のメカニズムを考えながら、レム睡眠のメカニズムを解説したい。

レム睡眠のときには、ほとんどの場合で夢を見ていると考えられている。ポリソムノグラムをとりながらレム睡眠がみとめられたときに被験者を覚醒させると、ほとんどの場合、「夢を見ていた」と言い、はっきりと夢の内容を語ることができる。

また、レム睡眠のときの重要な生理過程として、「骨格筋の弛緩（麻痺）」という現象が起こる。このメカニズムには明確な合目的性がある。

前記のように、レム睡眠中は夢を見ているので、骨格筋を麻痺させておかないと、夢の中の行動がそのまま身体の反応として現れてしまうのである。

それを防ぐためにレム睡眠中には脳幹に存在するシステムから、脊髄に存在して全身の

図5-1　レム睡眠中の筋弛緩機構

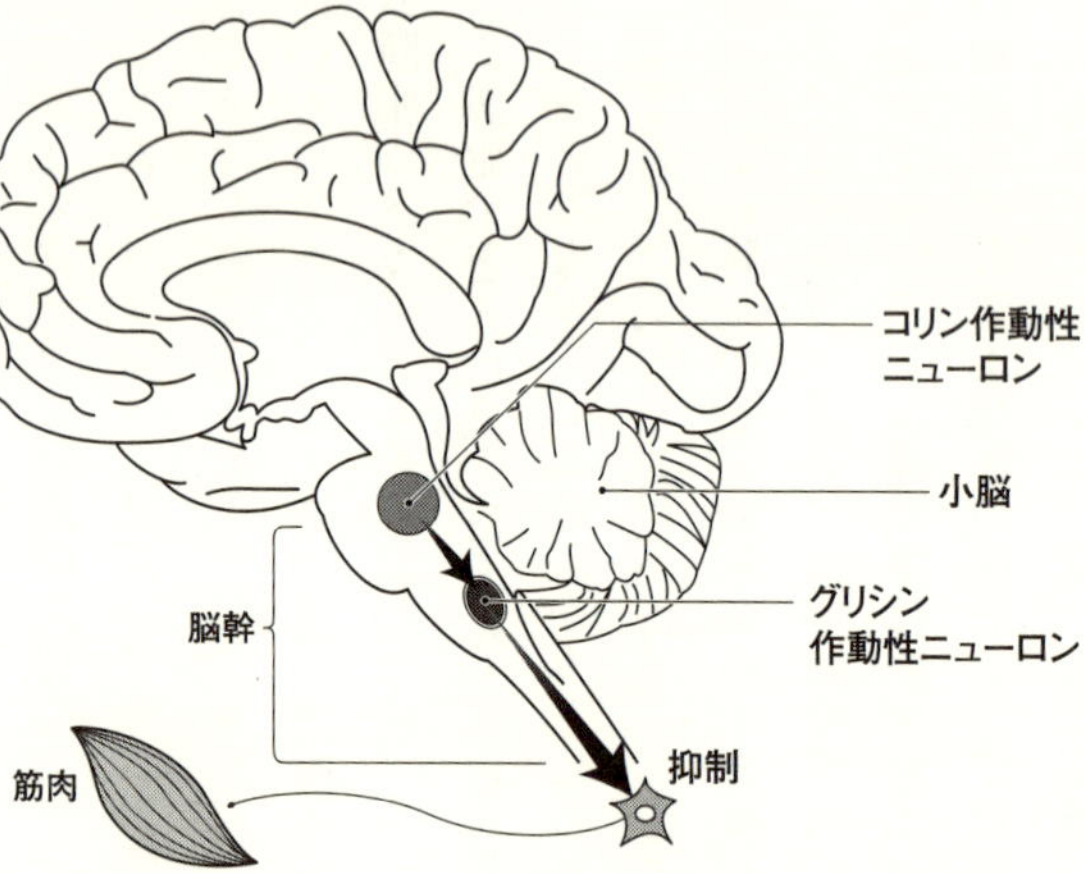

筋肉に直接命令を下す運動神経の中枢（脊髄前角）に向けて、麻痺させるシグナルが送られているのである（図5―1）。

まさに、「夢の中の出来事を現実に持ち込まないため」のメカニズムが存在しているわけだ。実は、このシステムがうまく作動しなくなってしまう病気がレム睡眠行動障害なのである。

レム睡眠行動障害の患者さんが突然、大声で怒鳴ったり、暴れたり……。「寝ぼけている」と誤解されがちだが、実は夢の中での行動がそのまま現れているのである。

先に述べたように暴れた拍子に自ら怪我をしたり、家族に怪我をさせたりすることもある。

さらに極端な例もある。第2章で、「眠っている間に起こしてしまった殺人」の話をご紹介したが、レム睡眠行動障害でもそういった事例が英国で報告されている。

2008年の夏。59歳の男性が妻とキャンピングカーで旅行中、駐車場で宿泊していた。その駐車場で別の若者グループが騒ぎ始めたため、夫妻は騒音から逃れるために別の駐車場に移動した。その晩、男性は若者グループと乱闘する夢を見た。そして、若者の一人にプロレス技の「ヘッドロック」をかけたが、実際に技をかけられ首を絞められていたのは、隣で眠っていた妻だったのだ。

目覚めたあと、男性は涙ながらに、「どうやら妻を殺してしまったようだ」と自首した。彼にはレム睡眠行動障害の病歴があり、無罪となった。しかし、妻を自ら殺害してしまったという心の傷は、生涯彼を苦しめるだろう。

ノンレムパラソムニアの典型例である夢遊病（夢中遊行）は子どもに多いが、レム睡眠行動障害は対照的に中年の男性に比較的多く見られる。

レム睡眠行動障害は、一部のノンレムパラソムニアの極端な例ほどではないが、睡眠中に比較的複雑な行動をとる。冒頭の例のように、腕を振り上げたり、タックルをしてしまう、という場合もあるし、歌を大声で歌ったり、中には暴力的な行動をとってしまうこともある。眠っていて、サッカーのゴールを決める夢を見て、ベッドのフェンスに思い切り足の指を打ちつけ、骨折したという方もいるし、近くにあった時計を投げたという方もいる。

こうした症状のとき、脳波をとれば、このような行動障害はレム睡眠のときに起こっていることがわかる。これは、深いノンレム睡眠中に起こる夢中遊行（夢遊病）との大きな違いである。ノンレムパラソムニアが無意識に自動的な行動が表出しているのに対し、レム睡眠行動障害は、夢でとった行動がそのまま睡眠中の身体に表現されてしまう病気なのである。

そして、この症状を起こした人をその直後に覚醒させると、それを説明できるような夢を見ていたということが多い（ノンレムパラソムニアの場合は、覚醒させるのが困難な上、もし覚醒させたとしても何も覚えていないことがほとんどである）。つまり、同じ〝睡眠時随伴症〟に分類されているものの、ノンレムパラソムニアとレム睡眠行動障害は全く別のメカニズムにより引き起こされる別の疾患である。

レム睡眠時の筋弛緩メカニズムと「金縛り」

レム睡眠行動障害の症状から理解できるように、健康な人では、レム睡眠中は全身が麻痺した状態にある。そのため、「レム睡眠時は全身の緊張が解けリラックスしている状態であり、身体の眠りである」という考え方がされている。

確かに、脳は活発に働いており、一部の領域は覚醒時よりもむしろ活動レベルが上がっている。レム睡眠中には呼吸や心拍もさかんに変動するが、これは夢の中で繰り広げられる感情的なストーリーに伴うともいわれている（自律神経系の機能を適切に調整している、との考え方もある）。

こうした脳の働きが身体に反映されないように、レム睡眠中は脊髄に向けて運動神経を麻痺させる信号が送られているわけであるが、これは、「身体をリラックスさせて休めるため」ではなく、むしろ、脳のメンテナンスのために、睡眠中に脳を再起動する必要があり、そのときに身体が動かないように身体を麻痺させる必要があるため、と考えたほうがいい。意識がない（つまり前頭前野が活動を低下させている）状態で、大脳を活動させているため、暴走を防ぐ必要があるわけだ。喩えれば、運転手がいない状態でエンジンを整備する必要上、エンジンを空ぶかしするためにギアをニュートラルに入れた状態である。

さらに、レム睡眠中には、感覚系からの情報も視床で遮断されている。つまり脳のインプットもアウトプットも遮断して、脳を活動させている状態がレム睡眠なのである。実際に交感神経系の興奮に伴い、全身の代謝レベルはノンレム睡眠のときよりかなり高い。これでは「身体を休めている」とは言い難い。

みなさんの中には、いわゆる「金縛り」を体験したことがある方もいらっしゃると思う。この「金縛り」は実は、レム睡眠中に生じている「骨格筋の麻痺」を体験しているのである。

レム睡眠中は前頭前野の機能が低下しているため、本来であれば、自分の身体の状況も周囲の環境も正しく把握できていないし、疑問を持つこともできない。しかし、レム睡眠の最中に目が覚めてしまい、しかも、この筋弛緩のメカニズムのみが作動を続けているという場合があるのである。これが金縛りである。つまり金縛りは生理的なレム睡眠時の筋弛緩を体験していることになる。

筋弛緩メカニズムの破壊——「夢の中」で獲物を襲うネコ

第3章末のコラム③で紹介したフランスの生理学者ジュベは、レム睡眠行動障害の原因を示唆する興味深い実験も行っている。彼は、ネコの「橋《きょう》」に存在する神経核を破壊して睡眠に与える影響を調べていた。橋の一部を破壊されたネコは、なんと、レム睡眠中に立ち上がり、あたりを見回して獲物を襲うような行動をしたのである。[*1] このときに破壊した部分は、アセチルコリンをつくるニューロンが集まっている部分だった。

この現象は、橋のコリン作動性ニューロンの一部が破壊された結果、大脳から運動神経への出力をカットするメカニズムがうまく働かなくなったと考えられた。そのため、ネコが「夢の中」で獲物を襲おうとすると、それがそのまま行動に反映されてしまうのだ。

ネコが主観的に夢を見ているかどうかはネコに聞くしか答えを得られない問いではあるが、ネコの脳にも、人のレム睡眠中と同じようなメカニズムが働いており、少なくとも夢のようなものを体験しているに違いない。

もしネコがレム睡眠中に脳に表現されたイメージを覚醒してから前頭葉で分析することができるのであれば、ネコは夢を見ている、といってもいいだろう。いずれにせよ、このネコはまさにレム睡眠行動障害を人工的につくり出していたことになる。

同様の現象は、ペンシルベニア大学のモリソンらも報告し、「筋弛緩のないレム睡眠」(REM-without-atonia) と呼んだ。まさにこれと同じことが人に起こったものがレム睡眠行動障害である。

なぜ中高年に多いのか

このように、「レム睡眠行動障害」は、夢の中で動いた身体が現実にも動いてしまう病気である。今のところ、人のレム睡眠行動障害の原因は特定されていない。しかし、パーキンソン病という疾患（脳幹のドーパミンという物質をつくる神経細胞の障害によって起こる運動失調）に伴うことが、比較的多いといわれている。パーキンソン病と同様の神経変性が、直接アセチルコリンをつくるニューロンにも及んでいるのかもしれない。

なぜならば、レム睡眠行動障害は、パーキンソン病と同じように特定の神経の死（変性）

がもたらす神経変性疾患である「レビー小体型認知症」や「脊髄小脳変性症」と呼ばれる疾患に合併することもあるからである。レム睡眠行動障害の人の一部が、その後パーキンソン病やレビー小体型認知症などに移行するリスクもあるため、レム睡眠行動障害から、これら脳変性疾患を予測し、早期治療につなげるための研究も進んでいる（ただし、これは人種差がある可能性があり、日本ではレム睡眠行動障害だけで10年以上経過する人も多い。ストレスとの関連も示唆されている）。

つまり、神経変性疾患の進展によって、コリン作動性ニューロンが障害を受け、その結果レム睡眠行動障害になってしまうという可能性が高い。神経変性疾患は中年以降に症状が出るものがほとんどであり、そのためにレム睡眠行動障害も中年以降の発症がほとんどであると考えられるのである（一方、ノンレムパラソムニアは神経系の未成熟が背景にあり、子どもに見られることが多い）。

また、レム睡眠行動障害の症状は、「セロトニン再取り込み阻害薬（ＳＳＲＩ）」と呼ばれる抗うつ薬で引き起こされることがある。ＳＳＲＩは脳内のセロトニンの機能を高める薬物であり、そのセロトニンがアセチルコリンをつくるニューロンの機能を低下させてしまうことと関係があるらしい。
レム睡眠行動障害の治療には、抗てんかん薬の「クロナゼパム」が使われる。

レム睡眠の作動メカニズム

ここで、レム睡眠行動障害に見られる筋弛緩現象をよりどころにして、レム睡眠の作動メカニズムについて、考えてみよう。覚醒、ノンレム睡眠、レム睡眠の切り替えは、第3章末のコラム③で述べたように、脳幹に存在するモノアミン作動性システムとコリン作動性システムの活動の組み合わせが変化することによって行われる（図3－6、図3－7参照）。

覚醒のときにはモノアミン作動性システムとコリン作動性システムが同時に活動して、大脳皮質を賦活（刺激）している。それに対して、ノンレム睡眠では、これらのシステムの活動が低下してしまい、大脳の活動も低下する。

レム睡眠のときには、モノアミン作動性ニューロンの活動がノンレム睡眠のときよりもさらに低下して、ほぼ完全に止まってしまう。その一方で、コリン作動性ニューロンによって、大脳皮質が（覚醒時とは別のパターンで）強力に賦活される。このとき、前頭葉の一部（外背側前頭前野）などは賦活されていないため、意識は覚醒時のようには清明ではなく、睡眠状態のままである。

図5-2　モノアミン作動性ニューロンとコリン作動性ニューロンによる覚醒、ノンレム睡眠、レム睡眠の制御

	モノアミン	アセチルコリン①	アセチルコリン②
覚醒時	数Hzで発火	数Hzで発火	停止
ノンレム睡眠	活動低下	活動低下	活動低下
レム睡眠	停止	数Hzで発火	数Hzで発火

さらに詳しく見ていこう。レム睡眠のときに活動するコリン作動性ニューロンには大きく分けて2種類あることが知られている。一つは、覚醒時にも活動するタイプ。そしてもう一つは逆に覚醒時には活動を停止するタイプである（図5－2）。

前者は、覚醒時にもレム睡眠時にも大脳皮質を刺激して活動を支えるニューロンが含まれる。これらは、視床などに投射して大脳皮質に影響を与える。そして、後者の一部がレム睡眠中の筋肉の弛緩に関わっている。

復習になるが、これらのニューロンはレム睡眠中に活発に発火し、脳幹にある別のニューロン（グリシン作動性ニューロン）に信号を送る。グリシン作動性ニューロンは、脊髄まで軸索を伸ばして、運動神経を麻痺させる信号を送っているのだ（図5－1参照）。

記憶に重みづけをするレム睡眠？

レム睡眠中に脳を賦活する必要があるので、その情報が運動システムに伝わって、身体が暴走しないように、自ら麻痺させている。エンジンを空ぶかしするためにクラッチを切っている、あるいはギアをニュートラルに入れていると喩えてもいい。

なんでこんなに手の込んだことをしてまで、わざわざ睡眠中に脳を活動させる必要があるのだろうか。つまり、このことはレム睡眠の生理学的な意味を考えることにつながる。残念なことに、その問いに対する明確な科学的回答はまだない。

しかし、第3章でも述べたように、おそらく、記憶の整理にあたるのではないかと筆者は考えている。レム睡眠時に大脳辺縁系がさかんに活動するのは、おそらく記憶の重要性に重みづけをしているのではないだろうか。

もともと大脳辺縁系の情動システムは、情報にどれだけの重要性があるかを判断するシステムであるといってよい（図5－3）。レム睡眠中、海馬と扁桃体を駆動させているのはおそらく、記憶の重要性に応じた重みづけと整理を行っているのではないだろうか。

大脳辺縁系は、記憶と感情を司るシステムである。みなさんも、「よく覚えていること」

というのは、感情を揺さぶられるような出来事であると思う。すごくうれしかったことや、すごく辛かったことは忘れられない思い出になる。感情と記憶には明確な関連があるのである。

つまり、感情は、物事の「重要性」を測るものなのだ。それが良い出来事であれ、悪い出来事であれ、強い印象（顕著性＝Salience）を持った出来事は、強く記憶に刻み込まれる。時に恐怖の出来事が記憶から消せなくなり、困ったことも起こるが、このシステムは、日々無限に体験する膨大な記録を整理するにはとても役立っているのである。

そして、夢の中で大脳辺縁系が活発に働いているのだとしたら……それは、記憶断片を、感情の重さで整理しているからなのではないだろうか。喩えてみれば、ファイルを重要度にそっ

図5-3　感情を生み出す大脳辺縁系

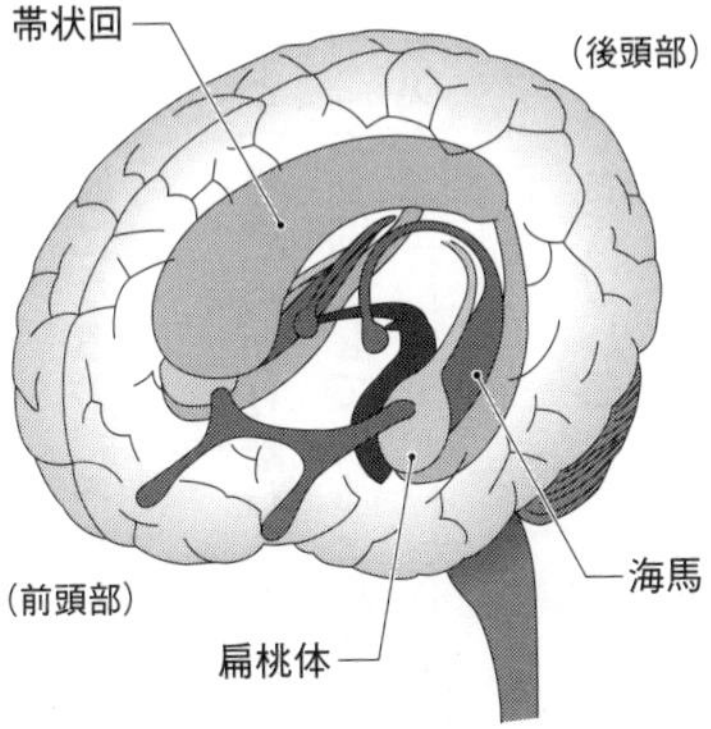

て階層化し、サムネールをつける作業ともいえる。それが意識にのぼった場合に夢という主観的な体験になるのだろう。

「意識」と「身体」の切り離し

このことと関連していると思われるのが、第3章でもふれたカリフォルニア大学バークレー校のマシュー・ウォーカーらによる研究だ。[*2] 彼は、「よく寝ないと、いい思い出は残らない」と言う。

第1章でお話ししたように、睡眠が記憶を強化することはさまざまな実験で確かめられているが、ウォーカーによれば、ネガティブな感情に関わる単語に対する記憶力は睡眠不足によってもそれほど影響を受けないという。睡眠をとると、ポジティブな感情に関する記憶が、ネガティブな感情に対する記憶に比べてよく残るという。[*3] しかし、睡眠不足では全体的に記憶力が低下するのに、ネガティブな感情に関わる記憶だけはしっかり残ってしまうというのである。

また、レム睡眠時にはストレスに関係する脳内の化学物質のレベルが下がり、ショッキングな記憶に対する感情的な反応をやわらげる作用があるのだという。[*4] よく寝ないと、嫌な思い出ばかりが残り、楽しい思い出や、学習の効果があまり残らないことになる。

この実験結果は今後検証されるべき内容ではあるが、もし本当だとしたら、まさに、「記憶の内容を、感情によって重みづけている」という前述の仮説を裏づけていることになる。しかも、それは、精神の健全な働きを保つのに必要なことだと考えられる。

このように、夢の中でおそらく私たちは記憶の断片の整理を行っている（記憶の固定や強化自体はノンレム睡眠の働きが重要である）。その過程で、夢のストーリーによって身体がいちいち反応していては困るので、運動神経への出力をカットするシステムが存在するわけだ。これがうまく働かなくなった状態が、「レム睡眠行動障害」であるということになる。

また、レム睡眠のときに無理に起こされたりしない限り、夢自体が記憶に残ることは少ない。それは夢というストーリーが記憶に残らないようにするために、わざわざ前頭前野の一部の機能を停止させているからである。このように、私たちの「意識」も「身体」も切り離した状態で、毎夜のように情報の整理が行われているのである。

引用・参考文献

＊1 Broussolle, P., Jouvet, M. & Rosier, Y. [Confusional dream-like attack caused by prochlorperazine in a mild manic-depressive; clinical, EEG & therapeutic findings]. *Ann Med Psychol (Paris)* 117, 151-160 (1959).

＊2 Walker, M. P. & Stickgold, R. Sleep, memory, and plasticity. *Annu Rev Psychol* 57, 139-166, doi:10.1146/annurev.psych.56.091103.070307 (2006).

＊3 Walker, M. P. & van der Helm, E. Overnight therapy? The role of sleep in emotional brain processing. *Psychol Bull* 135, 731-748, doi:2009-12487-003 [pii] 10.1037/a0016570 (2009).

＊4 van der Helm, E., Gujar, N., Nishida, M. & Walker, M. P. Sleep-dependent facilitation of episodic memory details. *PLoS One* 6, e27421, doi:10.1371/journal.pone.0027421 PONE-D-11-14450 [pii] (2011).

コラム⑤——睡眠・覚醒をコントロールする脳内物質

これまで述べてきた脳幹による睡眠と覚醒の切り替え機構に関して、このコラムではそれに関わる脳内物質にフォーカスを当てて紹介しよう。

モノアミン作動性システムとは、「モノアミン」と総称される脳内物質をつくるニューロン（モノアミン作動性ニューロン）が主役を演じるシステムであり、モノアミンにはノルアドレナリン、セロトニン、ヒスタミンという物質が含まれることは、すでに本文でお話ししてきた通りである。これらの物質はそれぞれ、青斑核《せいはんかく》、縫線核《ほうせんかく》、結節《けっせつ》乳頭体という部分（核）にあるニューロンでつくられる（図4−3参照）。これらのニューロンは、大脳皮質の広範な部分に軸索を伸ばしており、「広範投射系」と呼ばれている。これら脳幹の小さな領域から発した情報は脳幹網様体を通過して上行性に大脳まで達し、脳全体に影響を及ぼす。

ちなみに、脳内で働くもっとも主要な神経伝達物質はグルタミン酸やＧＡＢＡ（いずれもアミノ酸系神経伝達物質）である。これらに比べるとモノアミン系の神経伝達物質は、はるかに作用時間が遅く、しかも持続的である。また、神経末端は、グルタミン酸を持つニューロン（グルタミン酸作動性ニューロン）の場合なら、そのシナプスは樹状突起上の棘《きょく》と呼ばれる小さな突起の上につくられ、その周りにはアストロサイトと呼ばれるグリア細胞が取り囲むことによって、分泌されたグルタミン酸は非常に局所的に作用するようになっている。こうすることでほかのニューロンへの「情報漏れ」を防ぎ、精度を高めている。

それに対し、モノアミンを神経伝達物質とするニューロン（モノアミン作動性ニューロン）では、軸索の末端は数珠状のふくらみを多数持った形態をしていて、そのふくらみからモノアミンが分泌される。このことにより、グルタミン酸作動性ニューロンとは逆に、軸索の周辺の多数の神経細胞に影響を与えることができる。この方式は情報の精度は非常に低いが、「脳全体の機能」を一斉に変えることができる。つまり広範な脳の機能に影響を及ぼすことができるのである。情報を伝えるというより、脳全体のモード変換に関わっているといってもいい。

一方、レム睡眠は、コリン作動性システムによって制御されている。

これは、「アセチルコリン」と呼ばれる脳内物質を持つニューロン（コリン作動性ニューロン）が主役のシステムである。コリン作動性ニューロンは「外背側被蓋核《がいはいそくひがいかく》」と「脚橋被蓋核《きゃっきょうひがいかく》」と呼ばれる神経核に存在する（図4-3参照）。このコリン作動性ニューロンもモノアミン作動性ニューロンと同様、脳内に広範に影響を与える構造を持っている。これらニューロンは視床と呼ばれる部分に多く投射し、ここを介して脳全体に強力な影響を与える。

このように、覚醒、ノンレム睡眠、レム睡眠の切り替えに関わるアセチルコリンやモノアミンは、情報処理システムというよりは、脳の作動モードの変換シグナルとして機能している。これらのシステムは脳幹に存在するが、その上位中枢としてこれらをコントロールしているのが視床下部である。

視床下部は、モノアミンとアセチルコリンからなる脳幹の覚醒システムを刺激、または抑制することによって覚醒と睡眠をコントロールしている。ここで働いているのが、視床下部外側野に局在するオレキシンを産生するオレキシン作動性ニューロンと、視索前野に存在するGABA作動性ニューロンだ（図4-7参照）。これらのニュー

図5-4　睡眠・覚醒の制御に関与する脳内物質の構造

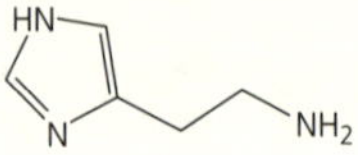

ヒスタミン

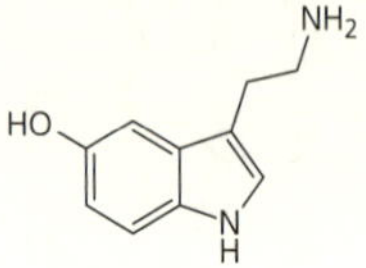

セロトニン

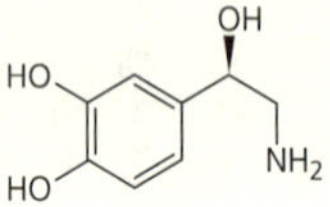

ノルアドレナリン

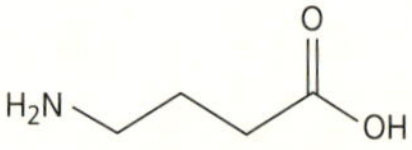

GABA

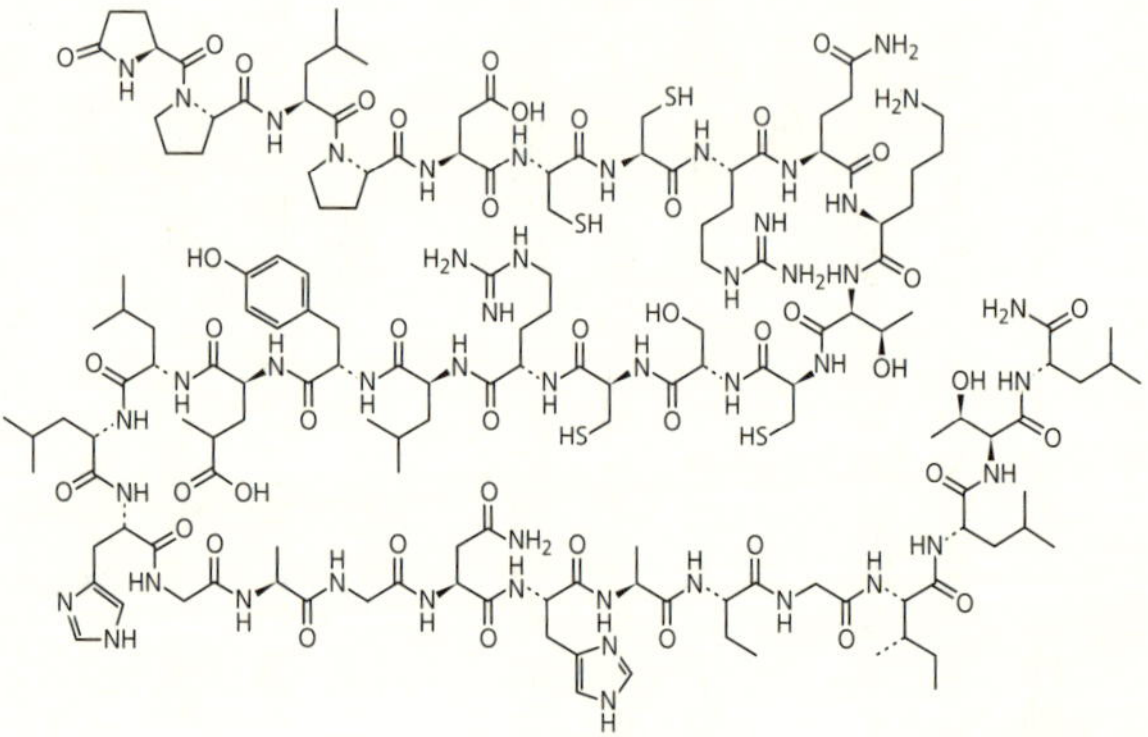

オレキシンA

ロンは脳幹の覚醒制御システムに軸索を伸ばしている。その軸索末端からオレキシンやGABAなどの神経伝達物質が分泌されることによって覚醒制御システムに作用し、覚醒がコントロールされている。つまりオレキシンはアクセル、GABAがブレーキの役割をしているといってもよい（図4—8参照）。

モノアミンやアセチルコリンは生体アミンといわれるアミン系の物質であるが、オレキシンはアミノ酸がつながったペプチドであり、前記の脳内物質よりはるかに大きな物質である。一方、GABAはアミノ酸の一種である（図5—4）。こうした複数の脳内物質が睡眠と覚醒をコントロールしているのである。したがって、これらの物質の作用を調節することができれば、睡眠と覚醒を人為的に制御することができる。たとえば、よく使われる「ベンゾジアゼピン系」と呼ばれる睡眠導入薬は、GABAの作用を強めることにより睡眠を促す。現在、オレキシンの作用を邪魔する薬剤である「オレキシン拮抗薬」も開発中であり、新たな睡眠導入薬として期待されている。

第6章　創作に見る〈眠り〉の謎

この章では、これまでの章のまとめと復習をかねて、小説や映画などの作品中で描かれている睡眠について、いくつかの作品を取り上げ解説してみたい。もちろん睡眠が描かれている作品はこのほかにもたくさんある。睡眠や夢が、人生を彩るドラマチックなものであるからだろう。ネタバレになるストーリーの説明は最小限にとどめるので、興味を持った方はぜひとも原作を体験していただきたい。物語として完成度の高いものばかりだから、決して損はしないはずだ。

『ベガーズ・イン・スペイン』（SF小説）――〝無眠人〟たちの運命

時は近未来。ある富豪の夫妻のもとに、リーシャとアリスというかわいらしい双子が生まれた。それは同時に、遺伝子操作によって眠る必要がなくなった「無眠人」の誕生の瞬間でもあった。遺伝子操作技術の進歩により、人が生まれながらにさまざまな能力を持てるようになった時代。〝眠らない〟ですむ、というのもその特質の一つとして与えられたものだった。

無眠人は睡眠をとる必要が全くないため、その時間を有効に使うことができた。そればかりではなく、無眠人は〝有眠人〟（一般人）に比べて身体的にも頭脳的にも、さらには容姿的にすら、つまり、あらゆる面で優れた能力と資質を有していた。これは、睡眠が有害で人の能力と成長・発達を妨げていたことによるものだった。こうして、〝無眠人〟という「新人類」は高い知能と学力、身体の完全性を持つことになった。

その結果、すべてにおいて優れた無眠人たちと、無眠人に対する嫉妬や自らの価値や存在に関する危機感を抱き始めた通常の「有眠人」の間に軋轢《あつれき》が生じて、多数の劣等者による少数の優等者への迫害が始まる……。

主人公は、無眠人であるリーシャ。設定はＳＦであるが、人の平等性とは何か、優れたものの心理的苦悩、劣ったものの心理的な動き……女性ＳＦ作家であるナンシー・クレスによる本作は人間ドラマとして見事な作品であり、ヒューゴー賞、ネビュラ賞などさまざまな賞を受賞している。

【解説：なぜ人（動物）は眠るのか？】

この作品では「眠らない」ということが何らデメリットをもたらさず、むしろ圧倒的なアドバンテージを得る、という設定になっている。このことによって、私たちが持つ知的能力、身体能力、はては外見的な美しさなど、この社会でも厳然として存在する不平等性をルーペで拡大したように見せたことが、この作品の核になっている。

第1章から本書を読んでいるみなさんは、「睡眠は無駄」などと考えないだろうが、それでも、1度や2度は「眠らないですんだらどんなにいいだろう」と思ったことがあるかもしれない。1日24時間がフルに使えるようになる。ナポレオンは1日3時間しか寝ないということを自慢にしていたし、エジソンは「4時間以上寝る者は怠け者だ」と部下に言って鼓舞していた。これらは、「眠り＝無駄な時間」という考え方だ。

『ベガーズ・イン・スペイン』の世界では、「眠り」は有害な存在でしかなく、それを取り除くことによって起こる弊害は全くない。むしろ、容姿や身体的能力に至るまですべてにおいて完全な人間になる……という設定になっている。しかも、ごく少数の遺伝子を操作するだけで、完全に眠りの必要のない無眠人になれるというものだ。

では、もし、遺伝子操作で、そこまでアドバンテージが得られるのであれば、この長い生物の歴史でどうしてそれが起こらなかったのだろう？　進化こそ、いわば自然という悠久の時間が生んだ遺伝子操作の賜《たまもの》なのである。もしそんなことが可能なら、眠らない生物が発生しなかったのは「進化」というシステムの怠惰であり、最大のミスということになろう。

数千万年の進化の過程で、生物は眠らずにすませるようになることはなかった。草食動物は、外敵に狙われる危険を避けるため、極力睡眠時間を少なくする傾向にあるが、それでもゼロにすることはできない。ウマやキリンは3時間程度の睡眠しかとらないといわれるが、ゼロにすることはできなかった。しかもそれは、ごく短時間の睡眠を多数とることによって補われているらしい。

さらに特殊な睡眠をとるのは、水中の哺乳類や渡り鳥である。水中でうたた寝をすることは、溺死につながる。そこで、イルカは非常に特殊な睡眠を進化させてきた。イルカは泳ぎながら眠ることができる。

ハンドウイルカは、一度に大脳半球のみが眠るのである。つまり交互に大脳半球が眠ることによって、覚醒状態を保ったまま睡眠をとる「半球睡眠」という形態の睡眠を進化させてきた。右の脳が睡眠状態になると左目を閉じ、逆に右目を閉じているときは左の脳が睡眠状態となる（図6―1）。

図6-1　イルカの半球睡眠

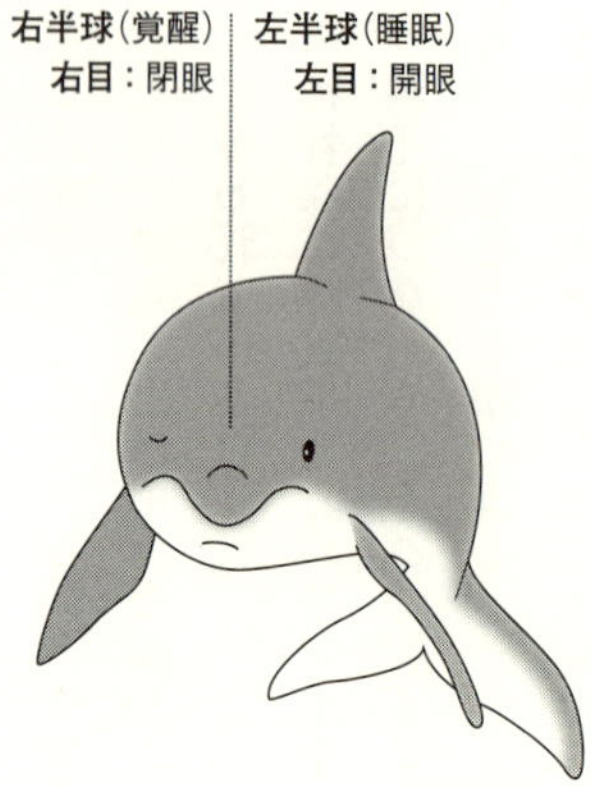

これは人と違い、左視野の大半を左目で、右視野の大半を右目でカバーしていることとも関係している。つまり、ハンドウイルカはどちらかの脳を眠らせた状態で泳ぎ続けることができるのだ。もちろん、両方の大脳半球とも覚醒しているときもある。半球睡眠のときは運動能力や判断力が完璧ではなく、仲間のイルカにガイドされながら交代制で眠るという。

また、インダスカワイルカは、数秒間の睡眠を細切れにとりながら1日7時間の睡眠を確保しているという。渡り鳥たちも、ハンドウイルカと似た半球睡眠をすると考えられている。脳が交互に眠ることによって、飛ぶという行動をとりながら、眠ることができるのである。ある種の渡り鳥は、急降下しながらも短期間の睡眠をとることがあるという。

このように、どんなに無理をしてでも、どんな危険を冒してでも睡眠を省くことはできないのだ。睡眠を取り除くという形は「進化」という、いわば神にあたる存在ですら成し遂げられなかったのである。

不利であるはずの睡眠が、進化の過程でもなくならないのはなぜか。いや、逆に進化するほど睡眠の必要性は高くなっているといえる。脳の記憶システムが「シナプスの可塑性」を記憶システムとして用いている限り、睡眠は必要であると筆者は考えている。

可塑性とは、変化をして機能を調整するメカニズムだ。すべての生物の神経系はそのシナプス伝達を変化させることが記憶システムのベースになっている。よく使われるシナプスは強化される。つまりよく使われるシナプスほど効率が高くなる。そのためにはまず、シナプスの部分で神経伝達に関わる受容体の数が増えるとともにシナプス後膜が肥厚したり、分裂して数を増やしたりなどの変化が起こっていく（図1―8参照）。生物の記憶システムがこの方式を採っていることはほぼ確実である。

しかしこのシステムを使っていると、ある問題が生じる。脳を使えば使うほどいろいろな部分でシナプスがどんどん強くなり、シナプスの数も増えていく。次々と配線を増やしていく、いわば「たこ足配線」のようになってしまうのだ。

近年はノンレム睡眠の間に、このたこ足配線が、より効率のよいつなぎ方に変えられると考えられている。つまりノンレム睡眠中にシナプス効率の最適化が行われるのである（図1―9参照）。脳が現在の記憶システムを使っている以上、ノンレム睡眠をとることは不可避だということになる。さもなければ、たこ足配線をどんどん継ぎ足すがごときのことになり、脳のシステムは破綻する。

実際に、眠らないとどうなるかは、第1章でも述べた。1964年、当時17歳の高校生だったランディ・ガードナーは、クリスマス休暇の自由研究のために「不眠記録への挑戦」を企てた。そして、264時間（11日間）という不眠の記録を樹立した。彼は、12月28日の午前6時に目覚め、その後、年を越えて一睡もしないでまる11日間起きていた。

断眠後2日目になると彼は怒りっぽくなり、体調不良も訴え、記憶に障害が見られるようになった。集中力がなくなり、テレビを見ることも困難になったという。4日目には妄想をするようになり、ひどい疲労感を訴えた。7日目には彼は震えを呈し、言葉を話すことも困難になった。

また、ピーター・トリップというディスクジョッキーは1959年に9日間にわたり、小児麻痺救済の募金のために200時間一睡もしない不眠マラソンに挑戦した。その模様は全米にラジオ中継されており、彼の意味不明な言動を多くの聴取者が聞いた。放送が終わりに近づくにつれて妄想や幻覚は顕著になっていった。これは、ある種の精神疾患のような状態である。このように、長期の断眠は、精神機能に変調を来すのだ。

さらに眠らないとどうなるかは、第1章で述べた通りである。『ベガーズ・イン・スペイン』は物語としては優れているが、「睡眠」を無駄なものと断じたコンセプトだけはあり得ないということになる。

近年では少しの睡眠不足ですら、アルツハイマー病、高血圧、肥満、うつ病のリスクになるというデータもある。睡眠を決して軽んじてはいけない。


『マシニスト』(映画)——不眠症の男の悲劇

2004年製作のサスペンス映画。ブラッド・アンダーソン監督。舞台はロサンゼルス。機械工のトレバー（クリスチャン・ベール）は、原因不明の不眠症で1年もの間眠っていなかった。極度の不眠症の結果、痩せて衰弱しきった彼は、それでも毎日仕事に出かけ、娼婦のスティーヴィーのもとに行き、深夜に空港に出かけウェイトレスのマリアと雑談をする毎日を繰り返す。

ある日トレバーは、同じ工場で働くアイバンと名乗る男に出会う。その数日後、集中力の不足から大きな事故を起こして同僚に大怪我を負わせてしまう。「アイバンの存在に気をとられていた」とトレバーは釈明するが、アイバンという人物の名は工場の名簿にはなかった。その頃、自宅の冷蔵

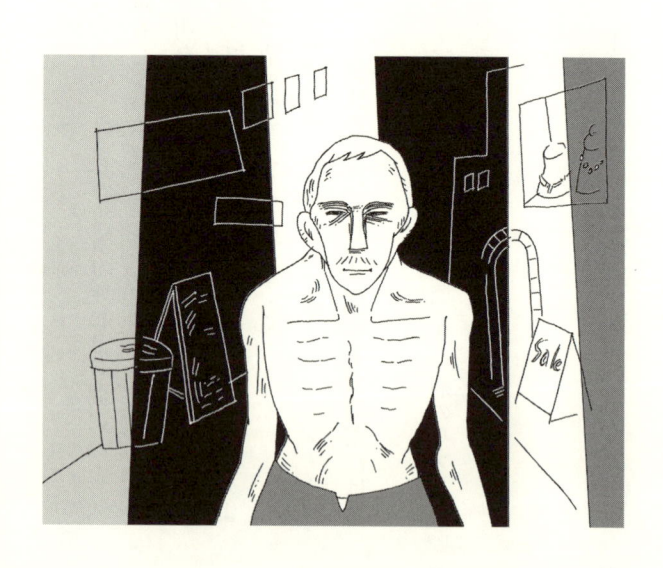

庫の扉に何者かが不可解なメッセージを残すようになる。誰かが自分を陥れようとしていると思い込んだトレバーは、次第に精神的に病んでいく。やがて彼は、現実とも夢とも幻覚ともつかない世界の中で追い詰められていく……。

【解説：人は寝ないとどうなる？】

「1年間寝ていない」という重症の不眠症の人物が主人公である。1年間も寝ないということは不可能である。ちなみにギネスブックによれば、不眠の世界記録は266時間である（2007年5月25日にイギリス人の42歳の男性が、Webカメラでのインターネット中継の下で266時間（11日間と2時間）の不眠に成功し、前項で述べたランディ・ガードナーの記録を破ったとされている）。

しかし、実際には「私は何年もずっと寝ていない」という不眠症患者さんは少なからずいる。本当は寝ていても、主観的には「全く寝ていない」と訴えることはあるのだ。この映画の中でも、主人公のトレバーが「居眠り」をしているような描写がある。これは、睡眠不足のときに現れる「マイクロスリープ」（数秒間から数十秒間の短いノンレム睡眠）だと解釈することができ、とてもよくできた描写だと思う。マイクロスリープは睡眠不足を緩和する作用を持つが、もちろんそれでは十分ではない。

極度の睡眠不足は、集中力の低下、注意力の低下をもたらす。この映画でも、注意力の不足によりトレバーは大きな事故を招いてしまう。長期に断眠をすると、幻覚や妄想が現れてくる。そのこともうまく使われている。さらに、トレバーはどんどん痩せていくが、これもあながちおかしなことではない。ラットを使った断眠実験で、どんなに食べても体重が減ってしまう、という結果が出ているのである。

第1章でも紹介したように、かつてシカゴ大学のレヒトシャッヘンらのグループは、ラットを断眠させることによって起こってくる変化を観察した。断眠1週間程度では目立った変化は見られなかったが、2週間になると、断眠ラットの皮膚からは毛が抜け、潰瘍が形成されてきた。運動性が低下し、体温調節のメカニズムに変調が見られるため、体温が下がってきた。さらに、食べる量は増えているにもかかわらず体重減少が見られたのだ。

つまり、睡眠をとらないと、体温や体重の恒常性（ホメオスターシス）の維持機構や体温の調節機構に異常を来す。これらの機能は脳の視床下部が果たしている機能であり、断眠は、視床下部の恒常性維持機構に悪影響を与えることがわかる。さらに断眠を続けると、ラットは感染症により次々と死んでいく。つまり、極度の睡眠不足は身体の免疫機能にも悪影響を与えるのだ。

ちなみに、近年の研究では、完全な断眠ではなく「睡眠不足」は逆に肥満の原因になるといわれている。第1章でも紹介したが、コロンビア大学の研究チームの発表では平均睡眠時間が6時間以下の人は、望ましいとされている平均睡眠時間7時間の人に比べて23%肥満になる確率が高く、睡眠時間が5時間の人は50%、睡眠時間が4時間の人は73%も肥満になる確率が高くなるという。

完全な断眠と睡眠不足では、体重には逆の影響を及ぼすことが推測される。その理由は明らかにされてはいないが、睡眠不足になるとレプチンという食欲を抑制するホルモンが減り、グレリンという食欲を亢進させるホルモンが増えるという報告もある。そのために食べてしまうというのだ。

また、第4章で述べたオレキシンという脳内物質は覚醒を維持するために覚醒時に脳内で分泌されているが、この物質には食欲を亢進させる作用もある。食欲と覚醒には強い関連があるのである。

この映画の中で、トレバーはさかんに幻覚や妄想をいだくようになる。これも理にかなっている。前項でも述べたように、ランディ・ガードナーは、断眠の結果、次第に幻覚や妄想を生じるようになっているのである。幻覚や妄想は統合失調症をはじめとする精神疾患に見られる症状であり、断眠は精神状態に異常を来すことがわかる。つまり睡眠は、正常な精神活動を営むのに必須のものなのである。

ネタバレになってしまうので詳しくは書けないが、トレバーの不眠症はある精神的なトラウマがきっかけだった。実際の不眠症でも、本人が意識するにせよしないにせよ、精神的なストレスが原因となっていることは多い。ストレスにより、本来非常事態に活動するものである「大脳辺縁系」が不適切に活動してしまうためだ。

『インセプション』（映画）――夢の中での大冒険

クリストファー・ノーラン監督。2010年のアメリカのSFアクション映画。人が夢を自由に操れるようになった近未来。主人公のドム・コブ（レオナルド・ディカプリオ）は、他人の夢の中に入り込むことで人の考え（アイデア）を盗み取るという、特殊な企業スパイだった。

そんな彼に、強大な権力を持つ大企業のトップ（渡辺謙）がさらに難しい仕事を依頼する。ある人物（ライバル会社の社長の息子、ロバート）にその会社を解体させるというアイデアを〝植えつけること（インセプション）〟だった。妻モル殺害の容疑をかけられているコブは、この犯罪歴の抹消を条件に仕事を引き受ける。彼は6人の仲間を集め、作戦を遂行するが、ロバートはすでにこの類の（夢を用いた）企業スパイの攻撃に備えて訓練を受けていた。

彼の夢の中には護衛部隊が登場し、コブらの仕事を妨害しようとする。彼らは、ミッションを遂行するため、夢の中でさらに夢を見る、つまり深い階層の夢へと侵入していく……。

【解説：夢の役割とは？】

「夢落ち」という古典的な手法は今となってはもうあまり成功しないのかもしれないが、この作品はすべてが夢であることを最初から前提にしている点で斬新だ。この作品の登場人物は、夢を利用して他人の精神から情報を盗み取ったり植えつけたりするという設定になっている。つまり夢を共有して複数の人物が同じ夢の中で活動できるのである。

この型式の物語はいくつかあるし、夢を他の人と共有したいと思う人は多いと思う。しかし、現実には複数の人が同時に同じ夢を見ることはあり得ないだろうし、もし将来、夢を操作する技術ができたとしても、複数の人が共有するのは困難だろう。

夢の中のイメージは各個人が持っている記憶断片が連想的に現れてくるものであり、その記憶のデータベースは各個人によって全く異なっているからだ。夢を共有できるということは、記憶自体を操作できることになり、そんなことができるのであれば、この作品に出てくる「インセプション」ということなど、夢を使わなくても可能なのではないだろうか。

だが、夢と記憶に何らかの関連があるのはおそらく確かだろう。これまでにも述べてきたように、記憶の固定・強化あるいは最適化には、ノンレム睡眠の機能が非常に重要だが、記憶の整理にはレム睡眠が関与している可能性がある。

復習になるが、レム睡眠中には大脳辺縁系という、感情を司る部分が強く活動することを思い出してほしい。これは、夢が情動を伴うことと関係していると思われる。感情というのはもともと記憶と強く関連している。みなさんも記憶に強く残っていることというのは、強く感情を揺さぶられたことではないだろうか。

レム睡眠のときに見る夢が非常に強い感情を伴うことが多いのは、大脳辺縁系が活動しているからであるが、これは過去の記憶断片を感情と結びつけて、「重要性の高い」記憶を取り出し、整理している可能性があるということをお話ししたと思う。その意味で、夢こそ自ら行う「インセプション」であるということもできるかもしれない。

この映画の中で、登場人物たちは、みな夢の中で夢であることを認識している。これは普通の夢ではあまりないことである。レム睡眠中は前頭前野背外側部という、認知や論理的思考に重要な働きをする部分の活動が低下してしまっており、夢の中ではほとんど論理的思考ができないからである（図3─2参照）。

しかし、まれに夢であることを認知した状態で夢を見ることがあり、これを「明晰夢」と呼ぶ。しかし、いずれにしても、この映画で見るような、物事の論理的解釈や思考を夢の中で行うことは不可能といってよい。夢の中で、綿密な作戦を立てたり秩序だった行動をしたりするのは不可能なのだ。窮地に陥ったときに機転を利かせてそれを乗り切るなどということも考えられない。

明晰夢だったとしても、夢の中での体験を自分の力でどうにかすることはできないのである。前に述べたように、レム睡眠中には理論的な思考を司る前頭前野の機能が低下してしまっているからである。

また、夢の中でまた夢を見る……といった多階層型式の夢もまずないだろう。そもそも夢の中では、私たちはそれが夢であることすら認知していないのだ。

しかし、この映画の夢のイメージの描写はお見事だと思う。物理的にあり得ないことが、夢の中では普通に起こるのである。この映画はそれを見事に具現化している。

ただ、実際にはどろどろとした内容の多い夢にしては若干ダイナミックすぎるし、スタイリッシュすぎる感はある。この物語は、明らかに、「覚醒時」に考えられた夢のイメージを表現した作品であろう。

『幻想交響曲（Symphonie Fantastique）作品14』（音楽）——恋にうなされる音楽家の夢

フランスの作曲家エクトル・ベルリオーズが1830年に作曲した最初の交響曲。原題は『ある芸術家の生涯の出来事、5部の幻想的交響曲』（Épisode de la vie d'un artiste, symphonie fantastique en cinq parties）。

ベルリオーズは、この曲を「器楽によるドラマ」と語っており、夢や幻覚が登場する。「登場人物」はベルリオーズが自身を投影した青年（病的な感受性と激しい想像力に富んだ若い音楽家）と、彼の恋の対象である女性である。

初演時のプログラムには、この曲のストーリーが次のように書き記されていた。

「失恋した若い芸術家がアヘンを飲んで自殺を図ったが、致死量に達さず死にきれず、奇怪な夢を見る。その夢の中のストーリーを交響曲としてまとめ上げたものである」

この物語は、ベルリオーズ自身の恋愛体験がベースになっているとされている。各楽章に標題がつけられるとともに、1845年版のスコアでは、演奏の際には作曲家自身によって解説されたプログラム・ノートを必ず配るようにと要請している。主人公の恋する相手（モデルはベルリオーズが恋い焦がれた女優ハリエット・スミスソン）を表す固定楽想が繰り返し現れる。

実際に、ベルリオーズは、『ハムレット』を観劇し、そのときにオフィーリアを演じた女優ハリエット・スミスソンに一目惚れした。彼女に烈《はげ》しく恋い焦がれ、そのエネルギーをこの曲に投入した。彼は交響曲に物語型式を取り入れ、美しく可憐な彼女の姿と、彼女に夢中になる自身の姿を主題交響曲という形に結実させた。

この曲の中では、「芸術家」（つまりベルリオーズ自身）は彼女に夢中になり、実らない恋を実感し、薬物におぼれながら、思い通りにならない彼女を逆に憎むようにすらなり、果ては彼女を殺害し、自らも断頭の刑に処される。終楽章では、「あの世」に足を踏み入れた「芸術家」が、幻想の中で、幽霊や魔女など魑魅魍魎《ちみもうりょう》に囲まれながら、グロテスクな形に変容を遂げた彼女に再会する。

これらは、まさにベルリオーズ自身が恋にうなされる中で、夢に見た世界ではないだろうか。この曲は彼の代表作となり、彼の名声は飛躍的に高まった。もちろん、実際には彼は殺人を犯したわけではない。実は、のちにベルリオーズはスミスソンと結ばれているのである。

【解説：グロテスクな夢】

ストーリーを少し詳しく見てみよう。

張り合いのない日々を送っていた青年は、可憐な女性に出逢い、一目で恋に落ちる（第1楽章「夢、情熱」）。舞踏会のとき、喧騒と華やかなお祭り騒ぎの中に彼は再び恋人を見いだし（第2楽章「舞踏会」）、さらに恋い焦がれる。第3楽章「野の風景」では、夢の中での彼女との対話が表現されるが、叶わぬ恋に業を煮やして彼女を殺害してしまう。鳴り響く雷鳴。第4楽章「断頭台への行進」では、主人公の青年は、死刑宣告を受けて断頭台へ進む。処刑される寸前に脳裏をよぎるのは恋人だった。

処刑後、あの世で彼は魔女の宴に参加する（第5楽章「ワルプルギスの夜の夢」）。あらゆる魑魅魍魎に取り囲まれている。そこには彼女も魔物に変貌を遂げて現れる。この部分の描写は、管楽器の「ポルタメント」やヴァイオリンの「コル・レーニョ」といった特殊な奏法を用いたグロテスクといってもよい革新的なものである。ベルリオーズ自身の実体験に基づいているといわれる。アヘンを本当に使ったのか、本当にこんな夢を見たのかは定かではないが、夢の特徴がよく表れたものと筆者は感じる。

どのような点でそう感じるのだろう？　グロテスクな感じ、自分の意識に普段はのぼらないような深層心理が表れてくること、ひたすら奇怪な体験を続けながらもどこか淡々としていて、内省的な要素がないことなど、本当に夢の特徴がよく表れている部分である。

レム睡眠中、大脳は非常に活動レベルが上がるが、理論的な思考や内省的な機能を果たす前頭前野の一部の機能が低下しているのだ（第3章参照）。その夢の中での体験を、そのまま投影してこの楽章を完成させたのではないだろうか。覚めた状態で夢を考えたのではなく、自分の夢体験をそのまま作品として結実させたように思える。そしてこのことこそが、この曲をピュアな芸術として成立させている最大の要因だろう。

このような大胆な表現が実を結び、この曲はベルリオーズの代表作としてだけではなく、現代の人気曲の一つとしても知られるようになっている。ハリエット・スミスソンはこの曲の評判を聞き、再演の際に聞きに来た。それをきっかけにベルリオーズとスミスソンは結ばれることになるのである。夢は自分の思いを再確認する場でもあると思うが、この曲はまさに夢を通じて夢をつかんだ作品ともいえるのだ。

『夢十夜』（小説）――幻想的な夢の物語

『夢十夜《ゆめじゅうや》』は、1908年作の夏目漱石著の小品集。「こんな夢を見た」という書き出しで始まる10の作品からなる。現在（明治）、神代、鎌倉、100年後と、10の不思議な夢の世界を綴る。非常に幻想的な内容で、読むものの心を不思議な世界に誘う内容である。

第一夜：死ぬ間際の女に「百年待っていてくれ」と言われ、自ら埋めた墓の傍らで百年間待ち続ける。一輪の真白な百合が伸びてきたとき、自分は百年の経過を知る。

第二夜：「侍なのに無を悟れていない」と和尚に言われ、辱められたと感じる。悟りを開き和尚を斬るか、悟れずに自殺するかということを考え続ける。

第三夜：自分の子どもを背負って、あぜ道を歩いているが、（現実とは異なり）子どもの目は潰れてしまっている。暮れた道を歩いていく道すがら、子どもは周囲の状況をことごとく当てる。恐怖を感じ、子どもを放り出して逃げようと思う。実はその子どもは自分が百年前に殺害していたのだと気がつく。その瞬間、子どもは石のように重くなる。
第四夜：土間で酒を飲みながら「爺さん」と会話をしている。爺さんは手ぬぐいを蛇に変えると言う。やがて、爺さんは川の中に入っていく。
第五夜：太古の昔に戦争に敗れ、捕虜として敵軍の大将の前に引き出される。恋人に逢いたいという理由で、命乞いをするが、大将は「鶏が鳴くまで処刑を待つ」と言う。恋人は馬を駆って陣を目指すが、鶏の鳴く声がして、馬は前のめりになり、恋人は放り出される。
第六夜：運慶が仁王像を彫っているのを見る。しかし自分の周囲でそれを見ているものはみな、明治の服装をしている。隣の男は「運慶は、木の中にもともと埋まっている仁王を掘り出しているだけだ」と言う。自分も木を彫り始めるが仁王は出てこない。
第七夜：とにかく大きな船に何日も乗っているのだが、乗っている理由も行く先も全くわからない。船は太陽を追いかけて進んでいく。ホールでピアノを弾く女性を見ているうちに不安が高じて甲板から海に飛び込むが、海に到達するまでに落ちながら深い後悔の念に駆られる。
第八夜：自分は、床屋に入る。床屋の椅子に座って鏡を見ている。鏡の中をさまざまな人物が通り過ぎてゆく様子をたんたんと綴る。
第九夜：母は幼い子を連れ、戦いに出た夫の無事を祈って百度参りに出かける。子どもを拝殿に残し、お参りを続けるが、悲しいことに夫はすでに死んでいる。
第十夜：庄太郎は水菓子屋で会った女に崖に連れていかれ、「ここから飛び降りろ」と言われる。拒否するが、女は「豚に舐められてもいいのか」と詰め寄る。拒否をする庄太郎に次々と豚が襲いかかる。庄太郎がステッキで豚を叩くと、豚は次々海へ落ちていく。

【解説：夢とはいったい何？】

果たしてこれは漱石自身の夢を綴ったものなのか。もちろん、創作が加えられているとは思うが、筆者は、本当の夢がベースになっていると感じる。前項の『幻想交響曲』同様、どの物語も夢の特徴がよく表れているからである。もちろん、物語、文学として完成させるためにさまざまな工夫がされているのは確かだが、夢というファンタジーを見事に生かしきっていると感じるのである。

たとえばこんなところだ。第一に、夢の中では、実在の人物が実際とは違った形で現れてくることが多い。また、実際とは全く異なる状況設定で現れてくることもある。第三夜などはそれがよく表れている。実在の子どもが盲目になっており、またすでに死んでいる設定で現れる。

第二に、夢の中では常に自分主体の視点で物事が進行するが、この小説もそのようになっている。第九夜や第十夜を除いて、常に主人公は自分である。おそらく第九夜や第十夜の例外も、もともとは漱石の夢で、主人公は自分だったのではないだろうか。物語としてまとめるために、別人を主人公として設定したのかもしれない。

第三に、夢の中では自分が常に何らかの形で動いていることが多い。ハーバード大学のアラン・ホブソンは夢の中の運動は、運動学習と何らかの関連があるのではないかと、かつて語っていた。第一夜で、真珠貝の貝殻で土を掘り続ける情景などがそれである。

第四に、通常の肉眼では見えにくい細部に至る描写がされている部分だ。特に第一夜で語られるこんな様子などだ。

死にますとも、と言いながら、女はぱっちりと眼《め》を開けた。大きな潤《うるお》いのある眼で、長い睫《まつげ》に包まれた中は、ただ一面に真黒であった。その真黒な眸《ひとみ》の奥に、自分の姿が鮮《あざ》やかに浮かんでいる。

自分は透《す》き徹《とお》るほど深く見えるこの黒眼の色沢《つや》を眺めて、これでも死ぬのかと思った。


かつてレオナルド・ダ・ヴィンチは「夢の中では物事が実際よりもはるかに精密に見える」と言ったという。『夢十夜』の中でもしばしば、美しいまでに繊細な状況説明がなされている。漱石もそうした精細な夢を見る人物だったのかもしれない。人は夢の中では、前頭前野の機能の低下により、理性的な判断をせずにありのまま受け止める。それが夢の中であたかも拡大鏡を通して見たような視覚イメージとして現れることがあるのである。特に第一夜に見られる繊細で美しい描写には圧倒されるものがある。

第五に、どの物語もたんたんと描かれてはいるが、強く感情を刺激する内容になっている。自分の体験、動きを描いているが、感情を直接表現することをほとんどしていない。きわめて叙述的な描写である。それでいて、強く感情を刺激する体験が描かれている。夢の世界では、大脳辺縁系の活発な活動により感情が高ぶっているが、それもよく現れている。第七夜は、どこに行くかもしれない船の中で感じる不安が描かれている。

第六に、どの話も脈絡のない、つかみ所のないストーリーになっており、これも夢の特徴とよく合致する。時系列的におかしなことが起こったり、急に時間や場面が飛んだりするのも特徴だ。第五夜では、敵の陣にとらわれていながら、場面が急に恋人が馬にまたがる光景に変わる。第六夜では、運慶の時代に明治の人が現れる。これらは、夢の中では過度の連想が起こり、前頭前野がそれを較正することなく体験をするからである。

さらに第六夜では、ある男が主人公に「運慶は、木の中にもともと埋まっている仁王を掘り出しているだけだ」と言う。その言葉はおそらく主人公がどこかで聞いて印象に残っていたものであり、その言葉が夢に出てきたのであろう。しかし夢の中では、主人公は考察力を失っているため、本当に木の中に仁王が埋まっていると考えて掘り出そうとする。

どの物語も、自分の気持ちを主観的に表現することをせず、ただただ、情景を綴っているが、それが強く感情を揺さぶるものになっている。夢の中には、体験と感情と、不思議なストーリーがあるが、それを理論的に考察する能力がないのである。

『夢十夜』の不思議な世界は、夢の不思議さそのものであり、逆にもし、これが漱石の考えた創作だったとしたら、漱石は夢の特徴を見事にとらえきっていたことになる。またこうした夢の特質を反映させながら文学作品として成立させてしまうところに、漱石の恐ろしいまでの能力を感じる。

『ガラスの脳』（漫画）――眠り続ける少女の物語

手塚治虫による短編読み切り漫画。1971年に『週刊少年サンデー』（小学館）に掲載された。

悲惨な列車事故に巻き込まれた妊婦から生まれた赤ちゃんが昏睡状態を続け、親にも見放されたまま、何年も眠り続ける。同じ病院に入院した少年が、「まるで、眠り姫みたいだ」と思い、物語と同じようにいつか目を覚ますと信じて、毎日少女にキスをするようになる。やがて、少年は退院するが、たびたび病院を訪れ、キスをし続けた。

そして、7年の歳月が流れた。少女が17歳になった嵐の夜に、叩きつけるような強い雨

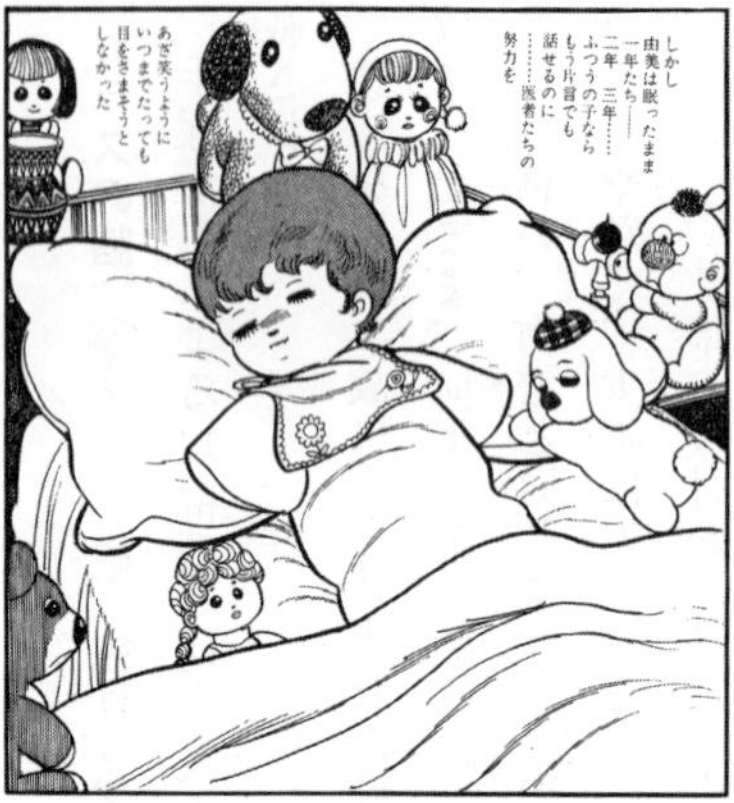

しかし
由美は眠ったまま
一年たち――
二年　三年……
ふつうの子なら
もう片言でも
話せるのに
……医者たちの
努力を
あざ笑うように
いつまでたっても
目をさまそうと
しなかった

手塚治虫「ガラスの脳」（『手塚治虫漫画全集123――タイガーブックス③』講談社より）

と、すさまじい雷鳴と稲光の中で、少年が少女にキスをしたとき、少女の目が、突然開いた……。

「5日間だけ覚醒することを神から許された少女」を通して、限られた時間を精一杯に生き抜く少女の姿と、その彼女のすべてを受け入れ、自らの生涯を捧げる少年の愛が描かれている。2000年には映画化もされた（中田秀夫監督作品）。

【解説：眠り続けることは可能か？】

意識がない状態には、睡眠のほか、麻酔状態、失外套《しつがいとう》症候群、無動性無言などがある。失外套症候群と無動性無言をあわせて遷延性《せんえんせい》植物状態（いわゆる植物人間）というが、このあたりの分類は国によってもまちまちである。

失外套症候群では大脳皮質の広範な機能障害により意識がない。この変化は通常、不可逆的であり、回復することはない。また、この物語のように何十年もそのまま生きるということは通常難しく、体力の衰弱や誤嚥《ごえん》による肺炎で長くても数ヶ月程度で亡くなる場合が多い。また、重要なことに、このような植物状態であっても、睡眠と覚醒の区別は保たれているのである。「眠り続けている」わけではない。

意識をつくるのは、大脳皮質、特に前頭前野の機能である。また、大脳皮質は、脳幹網様体からの上向きの刺激によって賦活される。したがって、脳幹の機能低下か、大脳皮質の広範な機能障害により意識のない状態が起こる。

ちなみに、第3章末のコラム③で解説したように、睡眠は脳幹から大脳皮質に送られる覚醒信号（上行性脳幹網様体賦活系）の機能が低下することによって起こる。それに対して、麻酔は大脳皮質に作用して機能を低下させているので、その両者の過程は全く異なる。また、植物状態も多くの場合、大脳皮質のダメージによって起こるものである。脳幹には覚醒維持機構のほか、生命を維持するための循環・呼吸の中枢があり、脳幹に障害を受けることは死につながる。脳幹がダメージを受けると通常「脳死状態」という別の状態になる。

図6-2　植物状態と脳死の違い

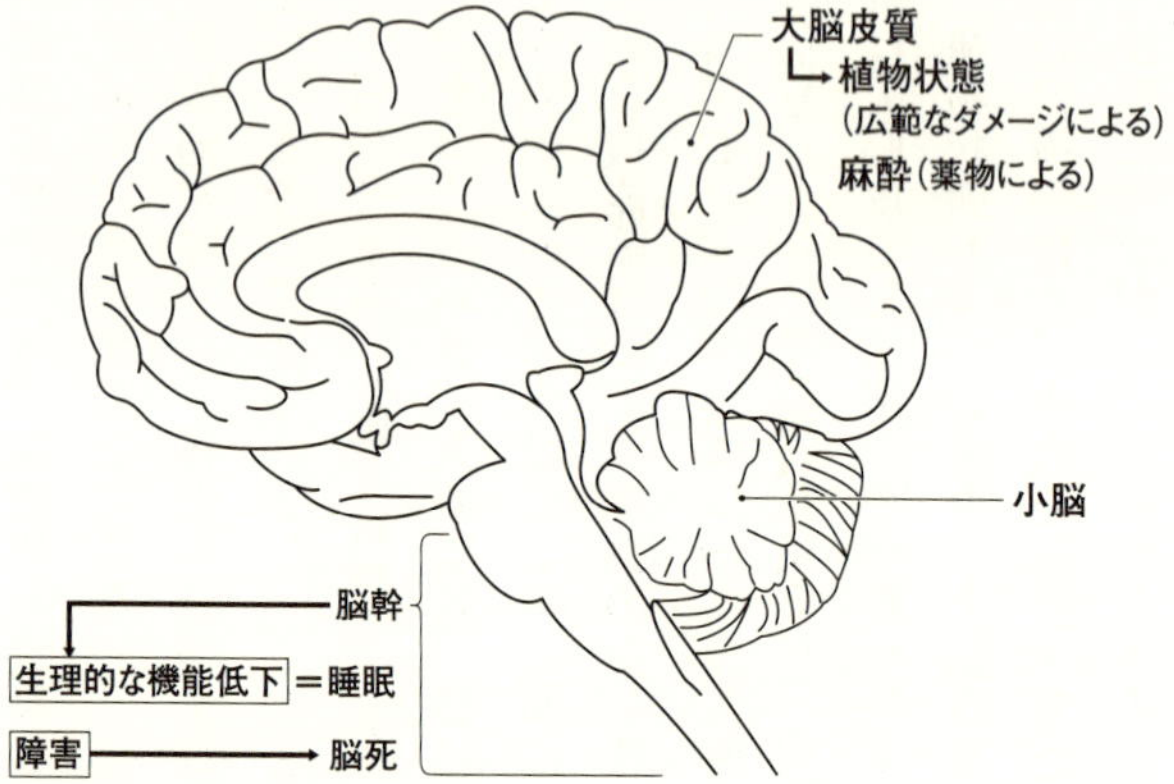

つまり大ざっぱな分け方をしてしまえば、植物状態や麻酔状態は大脳皮質の直接の機能低下、睡眠や脳死は脳幹の機能低下によって意識がなくなっているといってよい（図6－2）。

先に、モルッチとマグーンが動物実験によって、脳幹網様体を選択的に壊して、覚醒ができなくなるということを示した（第3章末のコラム③参照）が、脳幹の覚醒を司る部分のみが障害を受けるということは、通常はあまりない。

おそらく手塚は、「生理的な睡眠を何十年も続けている」というコンセプトでこの物語を書いているが、このように、健康のまま何十年も眠り続けるということは通常は考えられない。

しかし、設定は別としても短い物語としては非常にまとまった優れた作品である。しかも、この物語の中に、作者の深い洞察力を感じ取ることができる部分がいくつかある。

まず、次のような台詞が出てくる部分だ。

人間が眠るのは脳室の睡眠中枢が刺激されるからです。

睡眠は、刺激がなくなったことによって起こる受動的なものであると考えがちである。しかし、実際には、視床下部の前のほうにある視索前野という部分の機能が引き起こす能動的なものであるといってよい（第4章末のコラム④参照）。脳室というのは間違いだが、睡眠は脳の機能による能動的なものであるというとらえ方は非常に正しい。

もう一点、注目すべき台詞がある。

腹がいっぱいだから眠るんだ。ぜんぜん食わさなきゃ目が覚めるだろう。

この言葉は、食欲、あるいは、食行動と睡眠・覚醒パターンの関係を的確に言い表している。摂食行動と覚醒は、もともときわめて深い関係にある。事実、満腹になると眠くなることは誰でも体験したことがあると思う。逆に減量のためにダイエットをしていて、空腹のあまり眠れず困ったという人もいると思う。また、赤ちゃんは1日の大半を眠って過ごすが、ミルクが欲しくなると起きて泣く。そしてお腹がいっぱいになればまた眠ってしまう。栄養状態と睡眠には深い関係があるのである。

覚醒制御システムは生体の栄養状態の影響を受けている。たとえば、第4章で述べた、視床下部の重要な覚醒因子であるオレキシンをつくるニューロン（オレキシン作動性ニューロン）は、全身の栄養状態をモニターすることができるし、栄養状態によってその活動を変化させることが明らかになっている。

長く食物をとらないでいると、血液中のグルコース濃度（血糖値）が低下していく。この変化はそのまま、脳脊髄液中のグルコース濃度の変動につながる。その結果、オレキシン作動性ニューロンは活動を高める（逆に脳脊髄液中のグルコース濃度が上昇すると、オレキシン作動性ニューロンは抑制されてしまう）。そのため、動物にしばらく餌をやらないようにすると覚醒が増え、運動量も増える。しかし、遺伝子操作でオレキシンをつくれないようにしたマウスでは、このような変化が起こらない。つまり、絶食による空腹の情報は、オレキシンを介して覚醒レベルを上昇させることが明らかになっている。このことにより、餌を探して、食べるという行動をサポートしているのである。

この章では、さまざまな芸術作品から眠りや夢が大きな役割を果たしているものをいくつか取り上げ解説した。ここで取り上げた作品以外にも眠りや夢が扱われた作品は数多くあるし、これからもつくられるだろう。そんな作品に出会ったら、少し科学的に分析してみてはいかがだろう。おかしな点が見つかるかもしれないし、あるいはその作品の神髄にふれることができるかもしれない。作品を別の側面からも楽しむことができるのではないだろうか。

おわりに

本書は、睡眠の大切さや、現時点での正確な科学的な知見を理解していただくために、わかりやすいストーリーや極端な事例などを用いて、最近急速に明らかにされつつある「睡眠の科学」を解説したものである。

私は、脳内物質の機能を研究しており、その中でも特に睡眠に興味を持って、睡眠と覚醒を切り替える脳のしくみについて探索を続けている。睡眠の研究をしてきて感じることの一つは、現代人がいかに睡眠をおろそかに考えているか、ということだ。睡眠時間を削ってでも仕事をしたり余暇を楽しむことを選ぶことがとても多い。また、睡眠について多くの誤解を持っていると思う。仕事や余暇に忙しい私たちは、ついつい時間の歪みを睡眠時間に持ち込みがちだ。

私たちは「活動」が多角化してきたため、健康なうちは「睡眠」についてあまり深く考えることがなくなってきた。その一方で、「眠れない」、逆に「日中眠くてしかたがない」など、眠りについて悩んでいる人はとても多くなっている。最近は、体内時計を無視した生活環境やストレス社会、そして人口の高齢化のため、睡眠に問題を抱える人が増えており、社会的にも問題となりつつある。睡眠に問題を抱えると、やっと睡眠の大切さを切実に感じることになるのである。

歴史をひもといてみると、人々は古来睡眠に強く惹きつけられてきたはずである。私たちは睡眠に興味を持ち、神秘的なものとしてとらえてきた。第6章で述べたように、数々の芸術作品にも睡眠を題材としてつくられたものがある。ほかに絵画や彫刻の世界にも、ダリやマグリットなどシュールレアリスムの芸術家による作品を中心に、睡眠を取り上げた作品は多い。意識がどこかに消えてしまい、また翌朝目覚める。そしてその間、不思議な夢を体験する……。こうした神秘的な要素が人々の興味を惹いてきたのだろう。

本書では、睡眠の神秘的な側面も含めて科学的に解説することにより、みなさんが本来持っているはずである睡眠に関する興味を喚起しようと試みた。そこで、睡眠に関わる興味深い事例や現象を通して、睡眠を解説すると同時に、睡眠やその異常から垣間見る「脳の機能」についてもふれてきた。

みなさんも、「睡眠」が心身にプラスになる作用をしていることはおわかりだろう。健康な睡眠をとって目覚めたあとの爽快感は、何物にも代え難いはずだ。しかし、「睡眠中に脳や身体に何が起こっているか」、あるいは「なぜ眠らなければならないのか」という問いに答えられる人は、ほとんどいないはずだ。本書では、それをできるだけわかりやすい形で説明することを試みた。

睡眠にはまだまだ科学的に未解明な部分が

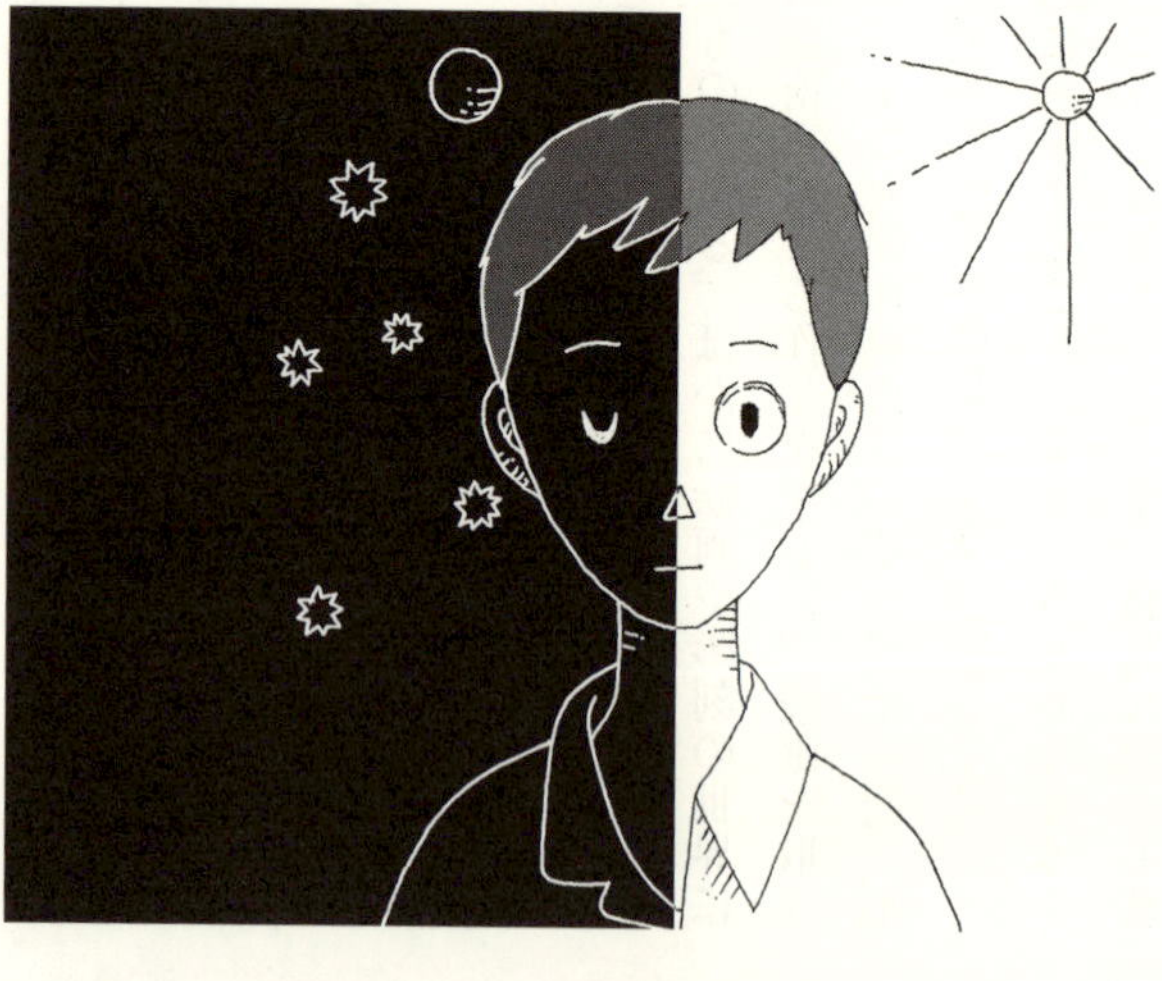

ある。レム睡眠が90分周期で現れる理由、眠気を感じるメカニズムなど依然としてよくわかっていないし、「なぜ寝なくてはならないのか」という究極の問いにもまだ完全な答えを得てはいない。本書では、最先端の睡眠科学にもふれて、できるだけこのことに対しても答えを出そうと試みた。

本書で見てきたように、「睡眠」は脳の機能を支えるために必須の機能である。そして、睡眠を考えることは、脳の機能を考えることと深く密接に結びついている。眠りは脳のメンテナンス過程であるから、その本質を知ることにより脳のメカニズムを垣間見ることができるのである。本書で見てきたように、睡眠は脳のメンテナンス過程として必須の生理現象であり、巧妙なメカニズムによって脳のシステムを支えている。こうしたメカニズムに少し目を向けていただき、睡眠というものを科学的な視点から見ていただくための一助になれば幸いである。

２０１２年１月

櫻井　武

索引

あ行

アストロサイト 178
アスパラギン 20・21
アスパラギン酸 20・21
アセチルコリン 92・93・108・115・136
アデノシン 80
アトロピン 115
アミロイドβ 44
アリストテレス 85・143
アルファ（α）波 48・49
（ブラッド・）アンダーソン 191
アンフェタミン 145
一次運動野 65・75
一次視覚野 93・96
『いねむり先生』 118
意味記憶 36
色川武大 118
『インセプション』 86・196
（マシュー・）ウォーカー 106・174
運動関連領野 65
運動前野 65・75
運動ニューロン 51
（コンスタンチン・フォン・）エコノモ 147
エピソード記憶 36
頤筋筋電図 24
オレキシン 134・179・195・216
オレキシン作動性ニューロン 136・137・216

か行

概日リズム 78
外示的記憶 36
外線条皮質 92・93・95
外側膝状体 96
外背側被蓋核 93・136・179
海馬 37・93・100・106・172
覚醒システム 81・138・149・179
覚醒相 138・139・140
可塑性 32・139・189
カタプレキシー 126・131・145
金縛り 126・131・166
『ガラスの脳』 211
カラム構造 96・97
カレス 47
干渉説 29
ガンマ（γ）波 67

記憶の重みづけ 106
脚橋被蓋核 93・94・136・179
急速眼球運動 47・49・115
橋 20・27・115・167
『狂人日記』 120・127・130
橋被蓋 92・93
鋸歯状波 49
筋弛緩のないレム睡眠 168
クインティリアヌス 35
グリシン作動性ニューロン 114・115・162・171
グルコース濃度（血糖値） 142・216
グルタミン酸 177
グルタミン酸作動性ニューロン 178
（ナンシー・）クレス 14・185
グレリン 195
クロイツフェルト・ヤコブ病（CJD） 18・21
クロナゼパム 170
ケクレ 109
結節乳頭体 136・177
ゲルストマン・ストロイスラー・シャインカー症候群 18
『幻想交響曲』 86・201
恒常性 41・148・194
恒常性維持機構 41・195
広範投射系 177
興奮性入力 34
黒質 66
骨格筋の弛緩（麻痺） 161
『子供の情景』 154
コドン 21
コリン作動性システム 114・170・178
コリン作動性ニューロン 94・114・136・149

さ行

サーカディアン・リズム 78
作業記憶 36・37・72・100
シータ（θ）波 48・49
ジェリノー 121
ジェンキンス 29
視覚連合野 92・93・97
軸索 33・94・113
視交叉 95
視交叉上核 78・79
視索前野 148・149・179
視床 20・26・27・51・65
視床下核 66
視床下部 20・27・41・78
視床下部外側野 136・179
失外套症候群 212
シナプス 31・33・34・82
シナプス後肥厚 33
シナプス効率 35・190
シナプスの可塑性 32・33・189
嗜眠症状 147
嗜眠性脳炎 147・150
（ロベルト・）シューマン 154
樹状突起棘 33

ジュベ 115・167
松果体 79
上行性脳幹網様体賦活系 113・213
情動記憶 36・37・39
情動脱力発作 126・128・145
徐波睡眠 26・31・47・49
神経細胞 24・25・31・33
錐体細胞 25・27・33・34
睡眠圧 71・79
睡眠関連摂食障害 56・57・72
睡眠構築 112・132
睡眠時随伴症 54・157・161・164
睡眠時無呼吸症候群 43
睡眠図 112
睡眠ステージ 47・112
睡眠相 139・140
睡眠単位 70・112
睡眠紡錘波 48
睡眠負債 79・80・81
睡眠発作 119・126
睡眠麻痺 126・128・130
スティックゴールド 38
スリープウォーキング 54
青斑核 136
脊髄小脳変性症 169
セクソムニア 59
セロトニン 93・94・129・136・137
セロトニン再取り込み阻害薬（SSRI） 169
遷延性植物状態 212
線条体 67
前頭運動野 64・99
前頭前野 36・63・72・98・175
前頭前野背外側部 93・98・199
側坐核 67

た行

帯状回後部 93・98
帯状回前部 93・106
体内時計 78・141・144
大脳基底核 37・65・71・75
大脳皮質 25・35・65・96・141
大脳辺縁系 38・94・105・141・172
（ジュゼッペ・）タルティーニ 109
ダレンバック 29
淡蒼球 66
致死性家族性不眠症（FFI） 18・20・26・36
陳述記憶 36・37
ツー・プロセスモデル 81・82
（ヘンリー・）デール 108
手塚治虫 211
手続き記憶 30・36・37
デルタ（δ）波 26・48・49・67・70
デルタパワー 70
同一性解離性障害 75
ドーパミン 168
時計遺伝子 78

トノーニ 34・68・69
『トロイメライ』 154・155

な行

内示的記憶 36
夏目漱石 86・205
ナルコレプシー 120・121・134・144
入眠時幻覚 126・128・130
ニューロン 24・31・113・136
脳幹 112・136・147・162・177
脳幹網様体 115・177・213・214
脳溝 25
（クリストファー・）ノーラン 86・196
ノルアドレナリン 93・94・136・177・180
ノンレム睡眠 25・47・54・89・112
ノンレムパラソムニア 55・59・63・75・161

は行

パーキンソン病 168・169
背側線条体 67
パラソムニア 54
バリン 20・21
パルスオキシメーター 24
半球睡眠 188
半交叉 95・96
被殻 66
尾状核 66
ヒスタミン 93・136・148・177・180
非宣言的記憶 36・37
非陳述記憶 37
腹側線条体 67
プリオン遺伝子 21
プリオンタンパク質 18・19
プリオン病 18・19・21
（マルセル・）プルースト 28・86
（スタンリー・）プルシナー 19
フロイト 39・88・104・110
ベータ（β）波 48・49・73
『ベガーズ・イン・スペイン』 14・184
（ハンス・）ベルガー 24
（エクトル・）ベルリオーズ 86・201
ベンゾジアゼピン系 181
扁桃体 92・93・106・172・173
紡錘波（スピンドル） 49
縫線核 136
補足運動野 65・75
（アラン・）ホブソン 208
ホメオスターシス 148・194
ホメオスタティック・シナプティック・プラスティシティ 34
ポリソムノグラム 23・24・47・90・132
ボルベイ 82

ま行

マイクロスリープ 193
マグーン 113・151・214
『マシニスト』 191
麻酔状態 212・214
無動性無言 212
夢中遊行 54・55・56・62・67
夢遊病 54・55・58
明晰夢 200
メタ認知 99
メチオニン 20・21
メチルフェニデート（リタリン） 145
網様体 113
モダフィニル 145
モノアミン 93・136・149・171・177
モノアミン作動性システム 114・137・150・170・177
モノアミン作動性ニューロン 94・136・149・170・177
モリソン 168
モルッチ 113・151・214

や行

有孔シナプス後肥厚 33
『夢十夜』 86・205
『夢判断』 88
抑制性入力 34

ら行

リタリン 145
（エリオ・）ルガレシ 22
（オットー・）レーヴィ 108
レビー小体型認知症 169
（アラン・）レヒトシャッヘン 16・40・47・194
レプチン 195
レム睡眠 30・38・47・91
レム睡眠行動障害 55・157・160
ローカルスリープ 70・80

わ行

ワーキングメモリー 36・72・100

アルファベット

CJD（クロイツフェルト・ヤコブ病） 21
FFI（致死性家族性不眠症） 18・21・22・26・39
fMRI（機能的磁気共鳴画像） 92
GABA（ギャバ） 149・150・177・180
GABA作動性ニューロン 179
HLA（白血球表面抗原）遺伝子型 134
K複合波 48・49
PET（陽電子放出断層撮影） 92
SRED（睡眠関連摂食障害） 56
SSRI（セロトニン再取り込み阻害薬） 169

校正　鶴田万里子
DTP　㈱ノムラ
図版作成　原　清人
イラスト　常葉桃子

櫻井 武 さくらい・たけし
1964年東京都生まれ。
筑波大学大学院医学研究科博士課程修了。医師、医学博士。
テキサス大学ハワード・ヒューズ医学研究所研究員などを経て、
現在、金沢大学医薬保健研究域医学系教授。専門は分子神経科学。
1998年、覚醒を制御する脳内物質「オレキシン」を発見。
睡眠・覚醒機構や摂食行動の制御機構、
情動の制御機構の解明をめざし研究を行っている。
第14回安藤百福賞大賞受賞。
著書に『睡眠の科学』(講談社ブルーバックス)がある。

NHK出版新書 372

〈眠り〉をめぐるミステリー
睡眠の不思議から脳を読み解く

2012(平成24)年2月10日 第1刷発行

著者 櫻井 武

発行者 溝口明秀

発行所 NHK出版
〒150-8081東京都渋谷区宇田川町41-1
電話 (03) 3780-3328 (編集) (0570) 000-321(販売)
http://www.nhk-book.co.jp (ホームページ)
http://www.nhk-book-k.jp (携帯電話サイト)
振替 00110-1-49701

ブックデザイン albireo

印刷 啓文堂・近代美術

製本 田中製本

Printed in Japan ISBN978-4-14-088372-3 C0240

NHK出版新書好評既刊

エネルギー論争の盲点
天然ガスと分散化が日本を救う
石井彰
3・11後、巷に溢れた即席エネルギー論者やイデオロギー的原発反対／擁護派の騒乱を検証し、問題の本質から善後策を説き起こす啓発の書。
356

「うまいもん屋」からの大阪論
江弘毅
「うまいもん屋」には、その街のすべてがある。ナニワの名物編集者が、キタ・ミナミから北摂、京都、神戸まで、味わいつくした極上の「街場論」。
357

やり直し教養講座
戦争で読み解く日本近現代史
河合敦
日本外交はなぜ失敗し、どのように戦争が引き起こされたのか？ アメリカ、中国、韓国(朝鮮)、イギリス、ロシアの五国との関係に焦点をあて、明快に解説！
358

やり直し教養講座
高校数学、居酒屋で教えるとこうなります
秋山仁 監修
門間明 著
数学に挫折した多くの「文系人間」のために、小難しい数式や教科書的な解説を極力排して、真に役立つ「高校数学」の豊かな着想や魅力を伝える一冊。
359

日本の魚は大丈夫か
漁業は三陸から生まれ変わる
勝川俊雄
衰退著しい日本漁業をいかに持続的な成長産業へと改革するか。魚の放射能汚染は？ 当代きっての論客が三陸復興への思いを込めて描く未来図。
360

新・現代思想講義
ナショナリズムは悪なのか
萱野稔人
ドゥルーズ＝ガタリやフーコーなど現代思想のキーテキストをふまえ、危機の時代におけるナショナリズムの可能性を明快に説く。俊英の決定的論考！
361

NHK出版新書好評既刊

「プロフェッショナル 仕事の流儀」決定版
人生と仕事を変えた57の言葉
NHK「プロフェッショナル」制作班
各界で活躍するプロたちに勇気を与えた言葉・座右の銘を、その背景に秘められたドラマとともに紹介。「プロフェッショナル 仕事の流儀」の集大成!
362

瓦礫の中から言葉を
わたしの〈死者〉へ
辺見 庸
3・11後の美しく勇ましく単純化された表現や自主規制の風潮に抗い、〈死者〉ひとりびとりの沈黙にとどけるべき言葉をうちたてる。作家渾身の書。
363

「なぜ?」から始める現代アート
長谷川祐子
多彩な表現で私たちの既成概念を心地よく揺さぶってくれる現代アート。当代随一のキュレーターが、あなたを魅惑の世界に案内します!
364

「科学的思考」のレッスン
学校で教えてくれないサイエンス
戸田山和久
良い理論って何? 科学をきちんと判断し、正しく批判するには? ニュートンから相対性理論、生命科学までの事例から科学の本質を明らかにする。
365

歌謡曲から「昭和」を読む
なかにし礼
「昭和」というあの時代、歌は世につれ、世は歌につれていた。流行歌はいま、どこへ行ったのか。ヒット曲を量産した実作者が語る「歌謡曲」の真髄。
366

総力取材!
エネルギーを選ぶ時代は来るのか
NHKスペシャル「日本新生」取材班
原発からの脱却は可能なのか。その答えを求めてNHKが総力取材を敢行。日本の未来を左右する「電力選択」の可能性に迫る!
367

NHK出版新書好評既刊

ニッポン異国紀行
在日外国人のカネ・性愛・死
石井光太
遺体が冷凍で空輸される⁉ 夜逃げ補償つきの結婚仲介とは⁉ 在留外国人たちの意外な生態から、もう一つの「日本」を浮き彫りにする迫真のルポ。
368

脳が冴える勉強法
覚醒を高め、思考を整える
築山 節
脳に即した「本当に効果的な勉強法」とは？ 意欲や集中力の高め方、ノート術・読書術など。ベストセラー『脳が冴える15の習慣』の著者が解説。
369

総力取材！
食の安心 何をどう守るのか
NHKスペシャル「日本新生」取材班
食品リスクにどう立ち向かうか。放射能除去技術から流通改革、生産者と消費者の融合まで、食への信頼を取り戻すための提言！
370

なぜ日本経済が21世紀をリードするのか
ポスト「資本主義」世界の構図
徳川家広
欧米型金融経済の崩壊後、理想となる経済像とはどのようなものか。資本主義の正体とその変貌を歴史的に読み解き、世界経済の問題点に迫る。
371

〈眠り〉をめぐるミステリー
睡眠の不思議から脳を読み解く
櫻井 武
睡眠研究の第一人者が、不眠病や夢遊病など、眠りにまつわる不思議な生理現象や症例を通して、「睡眠と脳」の謎を解き明かす画期的な一冊。
372